AF465866

# DE LA VIRILITÉ,

PAR

LE DOCTEUR CURTIS.

## LE MÊME OUVRAGE,

*Publié en anglais par l'auteur, se trouve :*

### A Londres,

Chez STRANGE, libraire, 21, Paternoster Row; MAN, 39, Cornhill.

### A Paris,

Chez STASSIN et XAVIER, libraires, 9, rue du Coq Saint-Honoré.

### A Bruxelles,

Chez TARRIDE, 8, Longue rue de l'Écuyer.

PARIS. — IMPRIMÉ PAR E. THUNOT ET Cᵉ,
Rue Racine, 26, près de l'Odéon.

# DE LA VIRILITÉ;

DES

# CAUSES DE SON DÉCLIN PRÉMATURÉ,

ET INSTRUCTIONS

POUR

EN OBTENIR LE PARFAIT RÉTABLISSEMENT;

ADRESSÉ A TOUTES LES PERSONNES QUI SOUFFRENT
PAR SUITE DE LEURS EXCÈS, D'HABITUDES SOLITAIRES OU DE LA CONTAGION;

SUIVI

DE REMARQUES SUR LE TRAITEMENT DE LA SYPHILIS,
DE LA GONORRHÉE ET DE LA BLENNORRHAGIE;

*Illustré par*

QUARANTE-CINQ FIGURES ANATOMIQUES,

DES OBSERVATIONS, ETC., ETC.

PAR

LE DOCTEUR J. L. CURTIS,
MÉDECIN CONSULTANT



« Le fondement d'une heureuse vieillesse, c'est une
constitution ménagée dans le jeune âge. »
PLUTARQUE, *de l'Éducation des enfants*

---

**CINQUANTE-SIXIÈME ÉDITION.**

---

A PARIS,
CHEZ CHARPENTIER, LIBRAIRE,
PALAIS-NATIONAL, GALERIE D'ORLÉANS, 16.

1851.

# AVIS IMPORTANT,

cet ouvrage ayant obtenu un succès extraordinaire attesté par la vente de plus de 70,000 exemplaires, des personnes sans conscience, que exploitent le plagiat, se permettent d'en vendre d'indignes contrefaçons.

Les propriétaires de ce livre, avertis de ces manœuvres clandestines sont résolus à poursuivre avec toute la rigueur des lois les auteurs de ces viles contrefaçons, si pernicieuses pour la santé publique, et pour en rendre la vente impossible, ils annoncent qu'à l'avenir chaque exemplaire sera revêtu du timbre ci dessous avec leur signature à la main.

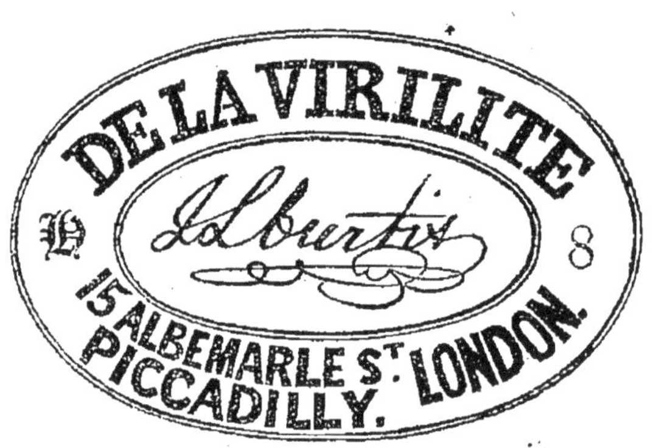


Tout exemplaire non revêtu du timbre ci-dessus (dont la couleur et la disposition varient pour chaque mille exemplaires) et de notre signature à la main au centre, est contrefait, sera saisi, l'auteur poursuivi comme contrefacteur, et puni avec toute la rigueur des lois.

# PRÉFACE

## DE LA CINQUANTE-CINQUIÈME ÉDITION.

---

Parmi toutes les maladies qui affligent l'humanité, il en est peu de plus dangereuses, dont les symptômes offrent une plus grande variété, ou qui affectent un plus grand nombre d'organes vitaux, soit simultanément, soit successivement, que celles qui résultent de la perte immodérée de la liqueur séminale. Les différences d'âge, de tempérament, de climat, de saison, de profession, etc., peuvent produire divers *degrés* dans la maladie; mais ces degrés sont tous de même nature et exigent par conséquent le même traitement, dont il faut seulement modifier l'énergie suivant les circonstances individuelles. Le commencement de ces affections est, en général, d'un caractère insidieux, masqué fréquemment sous l'apparence trompeuse de diverses autres maladies; et ce qui ajoute à la difficulté, c'est que, bien loin d'avouer les causes de sa misérable position, surtout quand elles sont dues à la détestable habitude de la masturbation, le plus souvent le malade nie formellement d'avoir cédé à ce penchant, quoique plus tard il soit contraint d'en faire l'aveu. Si l'infortunée victime de la masturbation ou d'excès vénériens néglige obstinément sa maladie, longtemps même après qu'il aura renoncé à cette habitude dégradante il languira, peut-être pendant des années, dans un état d'abattement et de souffrance. Les joies du lit conjugal et les délices de la vie domestique lui sont interdites à jamais; l'amour de la postérité — la plus douce, la plus ravissante passion du cœur humain — ne sera jamais satisfait chez lui, son nom et sa race s'éteindront. Réduit par ce vice exécrable à l'état le plus abject de misère humaine — objet de commisération pour quelques-uns qui se rappellent ce qu'il était naguère, quand, doué d'une santé vigoureuse et plein d'avenir, il était la joie et l'idole chérie d'une mère, et promettait d'être le soutien bien-aimé d'un père au déclin de sa vie; le voilà maintenant devenu un sujet de ridicule pour les âmes sans cœur et sans pitié; montré au doigt par tous comme un fanal destiné à éloigner les autres du rocher fatal contre lequel se sont brisées ses jeunes et brillantes espérances, il ne mène plus qu'une existence languissante et misérable, en proie à toute l'horreur de ses remords et triste exemple de la vengeance dont un Dieu offensé frappe ceux qui, en abusant de leur corps par l'habitude avilissante de la masturbation, le pire et le plus coupable de tous les suicides, se précipitent vers une tombe anticipée. Montrer les effets funestes mais certains de ce vice hideux et contre nature; faire entendre une voix amie à ceux qui s'y adonnent; diminuer, soulager, et finalement détruire des effets si déplorables; restaurer et rétablir la santé et la vigueur primitives altérées par cette détestable habitude; — telles *étaient* nos vues — tel était le but que nous nous proposions, lorsque nous publiâmes la PREMIÈRE édition de LA VIRILITÉ en 1840, — tels *sont* aujourd'hui les sentiments qui nous animent en publiant cette CINQUANTE-CINQUIÈME ÉDITION, après un laps de dix ans.

La vente de 20,000 *exemplaires de cet ouvrage*, dans les quatre premières années, fait à l'appui duquel nous demandons la permission de donner les *déclarations faites par-devant le Lord Maire*, d'abord par notre imprimeur et ensuite par notre relieur, doit être regardée comme une preuve convaincante du haut degré de confiance auquel nous avons atteint et dont nous continuons à jouir près du public. — Cette confiance, en effet, nous ne l'eussions pas acquise si nous n'avions produit quelque chose de plus solide que la futile parade de vaines promesses et de creuses protestations, impudemment couchées dans un langage emprunté. Et ici nous éprouvons le besoin, par justice pour nous-même aussi bien que pour *prémunir* le public, de protester hautement et solennellement contre l'audacieuse effronterie et l'impudence éhontée de ces ignorants qui se disent habiles en médecine, de ces trafiquants de titres pillés, qui cherchent à en imposer au public, par leurs annonces dans les journaux, prétendant guérir le même genre de maladies au soin desquelles nous nous sommes livré entièrement et depuis longtemps avec un succès si bien constaté et reconnu. La conduite méprisable et l'incapacité complète de ces individus seront suffisamment déterminées par l'affirmation solennelle que je fais ici qu'ils ont copié un grand nombre de pages de ce livre.

En préparant cette nouvelle édition de *la Virilité*, augmentée et corrigée, nous avons pris grand soin de mettre à profit la vaste expérience que la confiance sans pareille dont nous a favorisé le public nous a mis à même d'acquérir dans une classe de maladies pour lesquelles la Pathologie a si peu fait encore, que le meilleur guide à suivre pour leur traitement doit être une expérience éclairée et bien dirigée, fondée sur la base la plus sûre — UNE CLIENTÈLE ÉTENDUE.

Parmi un nombre considérable de nouveaux cas heureusement traités par nous, nous en avons choisi quelques-uns que nous offrons au lecteur. (*Voyez*, à la fin, *Observations.*)

---

## DÉCLARATIONS.

Moi, WILLIAM WHINREY GEARING, de Smart's Buildings Holborn, Londres, dans le comté de Middlesex, imprimeur, déclare solennellement avoir imprimé DIX-NEUF MILLE CINQ CENTS EXEMPLAIRES de l'ouvrage médical de M. Curtis, intitulé *De la Virilité*, non compris la vingtième édition maintenant sous presse chez moi, et avoir dûment délivré la totalité de ces exemplaires à M. William Wilton, relieur, demeurant au n° 6, Bream's Buildings, Chancery Lane, Londres, depuis le mois de mai mil huit cent quarante, jusqu'en février mil huit cent quarante-quatre; et je fais cette solennelle déclaration, la croyant consciencieusement conforme à la vérité, et en vertu des clauses d'un acte fait et passé dans la sixième année du règne du feu roi, intitulé *Acte pour révoquer un acte de la présente session du Parlement intitulé :* « Acte pour la complète abolition des serments et affirmations faits et reçus dans divers départements de l'État, et pour substituer à leur place des déclarations, et pour l'entière suppression des serments et *affidavit* volontaires et extrajudiciaires, et pour établir d'autres clauses pour l'abolition des serments inutiles. »

WILLIAM WHINREY GEARING.

| | |
|---|---|
| *Déclaré et signé* à Mansion House, *Londres*, *ce* 6 *avril* 1844, *par-devant moi*, | WILLIAM MAGNAY, *Lord maire de Londres* |

---

Moi, William Wilton, du n° 6, Bream's Buildings, Chancery Lane, à Londres, relieur, déclare solennellement et sincèrement avoir relié dix-neuf mille cinq cents exemplaires de l'ouvrage médical de M. Curtis, intitulé *De la Virilité*, non compris la vingtième édition maintenant sous presse; et avoir dûment délivré à M. Curtis la totalité de ces exemplaires, depuis le mois de mai mil huit cent quarante, jusqu'en février mil huit cent quarante-quatre; et je fais cette solennelle déclaration la croyant consciencieusement conforme à la vérité, et en vertu des clauses d'un acte fait et passé dans la sixième année du règne du feu roi, intitulé : *Acte pour révoquer un acte de la présente session du Parlement, intitulé:* « Acte pour la complète abolition des serments et affirmations faits et reçus dans divers départements de l'État, et pour substituer à leur place des déclarations, et pour l'entière suppression des serments et *affidavit* volontaires et extrajudiciaires, et pour établir d'autres clauses pour l'abolition des serments inutiles. »

W. WILTON.

*Déclaré et signé à la* Central criminal Court, *ce* 13 *avril* 1844, *par-devant moi,*

W. S. COPELAND,
*Alderman de Londres.*

# REVUES DE L'OUVRAGE.

---

Cet ouvrage, dont une **QUARANTE-NEUVIÈME** édition est maintenant offerte au public (40,000 exemplaires ont été épuisés depuis sa première publication), a été beaucoup amélioré et augmenté de détails plus clairs et plus étendus sur les principes généraux, ainsi que de plusieurs nouvelles observations du plus grand intérêt. Le livre est, comme on l'a déjà fait remarquer, le résultat d'une très-longue expérience, qui s'accroît de jour en jour, dans un genre de maladies que la plupart des praticiens ont jusqu'ici, sans qu'on puisse s'en rendre compte, ou totalement négligé ou traité avec indifférence; c'est pourquoi l'auteur s'est entièrement consacré, depuis nombre d'années, au traitement de ces maladies. Il s'est convaincu de plus en plus de la nécessité d'en agir ainsi en remarquant que le tact nécessaire à l'investigation des sources cachées de beaucoup de maladies qui proviennent d'*habitudes secrètes*, ne peut s'acquérir que par une attention soutenue et exclusive dirigée vers ce département de la science médicale. Les exemples sans nombre qui se présentent journellement dans lesquelles des affections des poumons, simulant toutes les apparences de la consomption, sont, dès qu'on remonte à leur source, reconnues résulter d'habitudes funestes, prouvent incontestablement que le principe de la ***division du travail n'est nulle part plus applicable que dans l'exercice de la médecine.*** — Nous n'hésitons pas à dire qu'il n'est pas de personne dans la société à qui ce livre ne puisse être utile, soit qu'il s'agisse d'un PÈRE DE FAMILLE, d'un PRÉCEPTEUR, ou d'un MEMBRE DU CLERGÉ.

Le PÈRE DE FAMILLE, qui voit son enfant bien-aimé languir et s'avancer prématurément vers la tombe, par suite de quelque maladie que le défaut d'une investigation attentive sur sa cause véritable, a fait considérer comme une consomption, sera étonné, en lisant cet ouvrage, de trouver que, dans les neuf dixièmes des cas, des jeunes personnes des deux sexes qui meurent de ce qu'on appelle consomption pulmonaire, maladie du cœur, dépérissement, etc., la seule, l'unique origine de la maladie a été l'habitude funeste de la masturbation, à laquelle la jeunesse se livre beaucoup plus qu'on ne le pense.

Le PRÉCEPTEUR, également, qui tient (temporairement du moins) la place et la responsabilité d'un père de famille, sera, par la lecture de ce livre, dirigé et beaucoup aidé dans la recherche et la découverte des habitudes secrètes si souvent introduites dans les écoles, et par lesquelles la santé et ultérieurement la vie de ses élèves sont inévitablement compromises, à moins que le mal ne soit arrêté en temps convenable. Il trouvera ici le fil conducteur pour le guider à travers les détours compliqués de ce labyrinthe moral, et un point de comparaison pour juger, si la santé d'un de ses élèves lui semble décliner, quelles sont les causes du mal et l'arrêter à son origine.

Le membre du Clergé, qui, en vertu de son caractère sacré, concentre en lui-même la double relation de père et d'instituteur, apprendra, par le secours de ce livre, à connaître la nature des habitudes auxquelles se livre la jeunesse, et il sera en état de leur faire sentir les conséquences désastreuses et infaillibles, si ces habitudes ne cessent pas. — *Extrait du* Sun Evening Paper.

---

De la Virilité, par J.-L. Curtis. (Strange.) — Dans ce siècle de prétentions, où les priviléges du vrai sont constamment usurpés par le faux et le frauduleux, il est difficile de procurer à celui qui souffre de débilité nerveuse les moyens infaillibles pour trouver du soulagement.

L'auteur de cet ouvrage a remédié à la difficulté. Sa longue expérience et sa réputation dans le traitement de ces cruelles maladies, sont une garantie pour les malades et justifient bien l'immense succès de son livre. — *Era.*

---

Aux personnes mariées comme à celles qui ne le sont pas, ce petit livre procurera des consolations et la guérison dans certains cas particuliers; nous rendons un service à la société en le recommandant à l'attention générale. — *Essex and Herts Mercury.*

---

De la Virilité par Curtis. (Strange.) — La lecture de ce livre fera aisément distinguer son habile auteur de la foule des écrivains médicaux et des vendeurs de médecine dont les prétentions de guérir toutes les maladies s'étalent tous les jours d'une manière indécente sous les yeux du public. Il est d'une originalité évidente, et fait passer dans l'esprit des malades la consolation et l'espérance. — *Naval and Military Gazette.*

---

De la virilité par Curtis. — Ce livre devrait se trouver dans les mains de la jeunesse et de la vieillesse. C'est une publication médicale, écrite avec talent, et qui décrit le traitement d'un genre de maladies trop longtemps exploitées par des ignorants. — *United service Gazette.*

---

DE LA VIRILITÉ PAR CURTIS. — Les vues scientifiques de l'auteur sur la source et l'origine de quelques-uns des effets les plus affligeants de certaines habitudes dépravées, justifient parfaitement son droit au titre de médecin expérimenté et judicieux. — Citer des passages du livre à l'appui de nos assertions, serait nous écarter des règles établies de la presse quotidienne ; mais le résultat d'une lecture attentive a été de nous inspirer la plus grande confiance dans le talent et l'habileté de l'auteur, et de nous convaincre que ceux sur qui repose la surveillance de la jeunesse lui ont de grandes obligations pour leur avoir procuré les moyens de prévenir quelques-unes des maladies les plus effrayantes auxquelles l'humanité soit exposé. — *Old England.*

---

L'ouvrage de M. Curtis, intitulé DE LA VIRILITÉ, est un des quelques livres actuellement produits devant le public sur un tel sujet qui peuvent prétendre au titre d'écrit scientifique, en même temps qu'il est parfaitement intelligible pour tous ceux qui le lisent.—Les préceptes moraux et médicaux qu'il renferme e rendent très-précieux. — *Magnet.*

---

DE LA VIRILITÉ, OUVRAGE MÉDICAL. — L'exposé clair de la source d'un grand nombre des maladies qui se montrent si fatales à la jeunesse, et qui sont considérées par l'observateur vulgaire comme le résultat de causes ordinaires, telles que l'exposition au froid, les changements soudains de température, la prédisposition héréditaire, etc., est véritablement convaincant et extrêmement satisfaisant. — Nous disons *satisfaisant*, parce que M. Curtis a prouvé que beaucoup de maladies, telles que la *consomption pulmonaire*, l'*épilepsie*, etc., qui ont jusqu'ici fait la honte de la médecine, peuvent, si elles sont prises a temps et soumises à un traitement judicieux, avoir une terminaison favorable comme toute autre classe de maladies. — *Chronicle.*

---

DE LA VIRILITÉ PAR CURTIS. — Ce livre décrit les brisants où vient échouer une si grande proportion du bonheur humain, et fournit la carte à l'aide de laquelle on peut les fuir. Heureux le pays dont la jeunesse met en pratique les maximes philanthropiques et scientifiques qu'il contient ! la cause qui rend tant de mariages malheureux serait évitée, et une race énervée ferait place à des individus pleins de force et de santé comme au bon vieux temps — *Chronicle.*

---

« Je considère le Traité de la Virilité comme le meilleur ouvrage de ce genre qui existe soit en France, soit en Angleterre Le sujet est de la plus grande importance, et généralement beaucoup trop négligé par les médecins, les suites funestes du vice qui fait l'objet de ce traité n'étant pas suffisamment appréciées. Bien que les exemples présentés dans ce livre soient vraiment effrayants, si j'en juge par les malades que j'ai observés dans ma pratique, ils n'ont rien d'exagéré. » *Le docteur A. Doane, de New-York.*

---

De la Virilité par Curtis. — C'est là véritablement un livre précieux ; car, en signalant les maladies qui résultent des excès et dont on retrouve les malheureuses victimes dans nos maisons d'aliénés, il contribuera à rendre moins commun un vice qui a tant d'influence sur le bien-être actuel ou futur d'un grand nombre de personnes. — *Herald.*

---

Le docteur CURTIS donne tous les jours des consultations à son domicile, N° 15, ALBEMARLE STREET, PICCADILLY, à Londres.

Les malades de la province sont priés d'être aussi explicites que possible dans la description de leur maladie. Toute communication doit être accompagnée du payement ordinaire de la consultation, qui est d'une livre sterling, et l'on peut, dans tous les cas, compter sur la plus grande discrétion.

*N. B.* — Les heures de consultation sont de 10 h. du matin à 1 h. de l'après-midi, et de 6 à 8 h. du soir. Les dimanches, de 11 h. du matin à 1 h. après-midi.

# INTRODUCTION.

L'objet du présent Traité est de décrire les causes physiques et morales qui conduisent à l'habitude de la masturbation, les terribles effets de cette habitude, et les moyens les meilleurs et les plus efficaces qu'on puisse adopter pour en procurer la guérison. Le sujet de l'impuissance, ou Débilité sexuelle, comme étant d'une singulière importance en ce qu'il touche non-seulement aux intérêts de ceux qui en sont les malheureuses victimes, mais encore à ceux de la société tout entière, a été traité dans un article à part et distinct. A cette partie du sujet nous avons apporté l'attention la plus vive et la plus constante dès les premiers temps de notre carrière médicale. Il ne se passe pas de jour, en effet, que nous ne soyons consulté à cet égard, soit par des visiteurs, soit par des correspondants des différentes parties du royaume, et nous croyons pouvoir, sans sortir des bornes de la vérité ni manquer à l'étiquette de notre profession, affirmer que notre mode de traitement, suggéré et amélioré par une longue et fréquente expérience, a produit les plus heureux résultats dans les cas de débilité chez les deux sexes.

La manière dont nous nous sommes efforcé de lier entre eux les effets produits par la masturbation sur les fonctions physiologiques des divers organes du corps paraîtra, nous n'en doutons pas, suffisamment claire même au lecteur qui n'a pas fait d'études médicales. Les récits faits dans les livres au sujet des effets funestes de l'onanisme, ne peuvent que sembler exagérés, à moins qu'on ne démontre clairement la liaison nécessaire entre ces effets et l'habitude elle-même. De là venait la nécessité d'entrer quelque peu dans la physiologie des organes, sans quoi les changements pathologiques seraient et devraient paraître inintelligibles et exagérés au commun des lecteurs auxquels cet ouvrage est en quelque sorte presque exclusivement destiné.

Les *Observations* annexées sous forme d'appendice, pour servir d'application aux principes posés dans l'ouvrage, à l'égard soit des différentes maladies traitées, soit de la manière de les prévenir et de les guérir, ne sembleront pas, nous en sommes certain, la partie la moins intéressante du livre.

Comme quelques-uns de nos lecteurs pourraient s'imaginer que nous avons exagéré, en décrivant dans cet ouvrage l'énormité et les conséquences terribles de l'habitude vicieuse de la masturbation, nous prendrons la liberté de citer quelques passages de l'Écriture sainte qui corroborent les sentiments exprimés par nous. La validité d'un appel fait à une telle autorité est irréfragable et irrécusable, d'autant plus qu'on ne saurait en attaquer la vérité, ni en soupçonner la pureté. Les ris moqueurs des infidèles ne nous détourneront pas d'en appeler à un tribunal si élevé. Le but que nous nous sommes proposé dans la composition de ce livre, est bon, nous le croyons sincèrement, et nous sommes bien déterminé à user de tous les moyens légitimes pour en rehausser la valeur et en recommander la lecture à la jeunesse et aux adultes. Tout le monde sait que, selon les différents individus, différentes sortes de preuves font naître autant de degrés de conviction; mais dans le cas présent, où nous produisons des faits et des résultats observés, établis et authentiques, et quand de ces faits et de ces résultats nous remontons aux causes par le procédé de l'analyse raisonnée et par voie de conséquence, et quand nous démontrons clairement que de telles causes sont suffisantes pour produire tels et tels effets; — quand, en outre de cette démonstration humaine, nous invoquons à notre aide la parole de Dieu lui-même, qui *ne peut tromper ni être trompé*, — bien endurci et bien opiniâtre sera l'homme qui ne se rendra pas à la force combinée d'autorités d'un tel poids. Les sentiments qui doivent animer le médecin, lorsqu'il écrit sur le sujet de l'onanisme, sont la douleur et l'espoir: la douleur, de ce que ses avis et ses remontrances soient rendus nécessaires; l'espoir, qu'il pourra arracher les malheureuses victimes de ce vice à l'erreur dans laquelle elles sont plongées. Que cette habitude soit un vice, un vice des plus pernicieux, et qui mérite la réprobation du moraliste aussi bien que celle du médecin, c'est ce qui ne peut être nié; c'est une offense aux yeux du Créateur. Nous allons maintenant, sans plus de discours, produire, d'après les Écritures, nos preuves de l'énormité du péché de la masturbation.

Saint-Paul, en son épître *aux Éphésiens*, chap. V, v. 6, dit:

« Que personne ne vous séduise par de vains discours. Car c'est pour ces choses que la colère de Dieu tombe sur le hommes rebelles *à la vérité.* »

« Conservez-vous pur vous-même, » dit le même apôtre

(1re épît. à Tim. ch. V, v. 22); et, dans l'épître à Tite, ch. I, v. 15 : « Or tout est pur pour ceux qui sont purs; et rien n'est pur pour ceux qui sont impurs et infidèles; mais leur raison et leur conscience sont *impures* et souillées. » — « C'est pourquoi le Seigneur le frappa *de mort*, parce qu'il faisait une chose détestable. » (Gen. XXXVIII, 10.) — « Car la volonté de Dieu est que vous soyez saints *et purs;* que vous vous absteniez de la fornication ; — que chacun de vous sache conserver le vase de son corps saintement et honnêtement, — et non point en suivant les mouvements de la concupiscence, comme les païens qui ne connaissent point Dieu ; — car Dieu ne nous a pas appelés pour être impurs, mais pour être saints. » (Saint Paul, 1re épît. aux Thess., ch. IV, v. 3, 4, 5 et 7.) — « .... Aux impudicités, ni aux dissolutions. » (Épît. aux Rom., ch. XIII, v. 13.) « Ne vivez plus, » dit-il, « comme les *autres* gentils qui suivent dans leur conduite la vanité de leurs pensées; — qui ayant perdu *tout remords* et tout sentiment s'abandonnent à la dissolution, pour se plonger avec une ardeur insatiable dans toutes *sortes* d'impuretés. » (Épît. aux Éphés., ch. IV, v. 17 et 19.) — « Ne savez-vous pas que vos corps sont les membres de Jésus Christ? Arracherai-je donc à Jésus-Christ ses propres membres, pour les faire devenir les membres d'une prostituée? A Dieu ne plaise! — Ne savez-vous pas que votre corps est le temple du Saint-Esprit qui réside en vous et qui vous a été donné de Dieu, et que vous n'êtes plus à vous-mêmes? » (1re épît. aux Corinth., ch. VI, v. 15 et 19. — Et dans la même épître (ch. III, v. 17) : « Si quelqu'un profane le temple de Dieu, Dieu le perdra ; car le temple de Dieu est saint; et c'est vous qui êtes ce temple. »

Pour condamner et flétrir un péché si offensant à Dieu — si nuisible à l'espèce humaine — et si pernicieux pour nous-mêmes, il n'est besoin que d'employer des arguments conformes à la plus stricte vérité, et qui peuvent soutenir l'examen de la raison la plus sévère ; car il n'est pas d'endroit de l'Ancien ou du Nouveau Testament, où la concupiscence de la chair et les abominations de Sodome sont condamnées, qui ne fasse également mention de ce péché ; et il n'y a guère de doute que ceux qui s'en rendent coupables ne soient compris parmi les *abominables.*

Mais quand même il ne nous aurait pas été révélé que Dieu est grandement offensé par toute espèce d'impureté, si nous réfléchissions à la fin du mariage, en tout pays et dans toute société, et à la manière dont Dieu a décrété que notre espèce se perpétuerait, la religion naturelle et notre propre raison suffiraient pour nous montrer que c'est offenser Dieu que de détruire cette fin ; et ici je ne puis m'empêcher de citer les paroles d'un savant théologien au sujet de cette pratique honteuse et dégoûtante : « Le crime en lui-même, » dit-il, « est mon- » strueux et contre nature — la pratique en est » sale et odieuse à l'excès — l'énormité en est ré- » voltante, et les conséquences désastreuses — il dé- » truit l'affection conjugale — il met obstacle aux » penchants naturels — et tend à détruire tout es- » poir de postérité. »

Je ne m'occuperai pas ici des causes de souillure en général, dont il est suffisamment traité dans la plupart des livres de dévotion et de théologie : je renvoie donc mes lecteurs à ces ouvrages, et je ne veux les entretenir que des causes particulières à ce péché, presque à l'exclusion de tout autre.

La première cause est *l'ignorance* de l'énormité du crime. — Il y a des milliers de jeunes gens des deux sexes, naïfs, soumis, diligents et doux, qui, soit par l'exemple de leurs camarades, soit par leur propre précocité, ou parce qu'ils sont seuls et désœuvrés, quelques-uns même par pur accident, ont appris à se souiller de cette manière, et qui, s'ils eussent compris la nature et l'énormité du péché, auraient frémi d'horreur à l'idée seule de le commettre. La seconde est le *secret* dans lequel ils peuvent se livrer à la masturbation ; tout autre acte de souillure doit avoir un témoin — celui-ci n'en a pas besoin. Une troisième et dernière cause que je veux faire connaître, c'est l'*impureté*; bien que les lois contre l'adultère soient en beaucoup d'endroits sans vigueur ou mal exécutées, elles inspirent de la crainte aux esprits timorés. La peine encourue pour les *impuretés contre nature* est *capitale*, tandis que dans la masturbation ni les *timides* ni les *avares* n'imaginent qu'ils aient rien à redouter. N'est-il pas vraiment étrange qu'un homme montre tant de honte et de faiblesse devant son semblable (ce semblable fût-il le dernier des misérables), et qu'il se conduise avec une hardiesse et une effronterie gigantesques devant le Tout-Puissant Créateur du Ciel et de la terre? Quelle peut être la consolation de l'homme qui, réfléchissant sur les actions passées de sa vie et arrivé à peine à la moitié de l'âge qu'il eût pu raisonnablement espérer, se sent énervé par la pratique de la masturbation, ses esprits abattus, son corps usé, sa vigueur éteinte, et constamment en danger de rendre son souffle impur à la moindre inclémence de la saison, ou pour tout autre accident insignifiant?

Un grand nombre d'individus, à l'âge de quarante ans, et quelquefois même plus tôt, qui ont vécu jusque-là librement, éprouvent vers cette époque de leur vie *une grande altération dans leur pouvoir physique pour les rapports sexuels*. Ils pourront, il est vrai, conserver encore l'apparence extérieure de la santé et de la vigueur, mais la fréquence de leur penchant pour ces rapports ira de jour en jour en diminuant, et c'est là un symptôme qui en tout temps indique les approches de l'impuissance; car le penchant venant à cesser entièrement, le pouvoir suit bientôt, ou plutôt l'un et l'autre se perdent à la fois. Chez d'autres, vers la même époque de la vie, le pouvoir physique cesse le premier, et le penchant persistant encore plusieurs années, ils se voient obligés de se satisfaire par des amusements qui ne sont que *la pantomime des jeux amoureux!* Ces individus, s'ils sont d'ailleurs dans un état de santé passable, peuvent en guérir.

Avant de terminer, cette introduction, nous regardons comme un devoir de déclarer qu'il y a beaucoup d'exemples de malades qui, s'étant livrés de bonne heure à la masturbation, sont fréquemment, bien des années même après qu'ils ont renoncé à cette habitude pernicieuse, tourmentés et rendus malheureux par les suites qu'elle a laissées derrière elle. Ces personnes sont sujettes à des pertes séminales involontaires, à des douleurs dans le dos et dans les membres, et offrent plusieurs autres symptômes anormaux dont le praticien eclairé reconnaîtra immédiatement l'origine. Nous ne saurions trop leur recommander de s'empresser d'avoir recours à nous Notre expérience de chaque jour, nous dirons plus, de chaque heure, nous a convaincu de la nécessité de ce prompt recours et des grands avantages qu'ils en retireront. Le traitement particulier que nous adoptons dans ces cas d'émission involontaire de liqueur séminale — traitement dont le succès a été constaté de la manière la plus satisfaisante par une longue expérience — est de nature à rétablir complétement la santé et la vigueur des malades. Pour les cas de ce genre, voyez les *Observations* à la fin de l'ouvrage.

Nous n'avons pas besoin de dire que le succès du traitement que nous recommandons ici et la promptitude de la guérison dépendent invariablement, dans tous les cas, de l'empressement qu'on met à recourir à nos soins et de l'attention scrupuleuse avec laquelle nos prescriptions sont suivies.

# SUPPLÉMENT

## A LA CINQUANTE-CINQUIÈME ÉDITION.

---

On ne trouvera sans doute pas qu'il soit hors de propos d'exposer ici au lecteur les motifs qui nous ont porté à nous consacrer exclusivement à cette branche de la médecine pratique, d'autant plus que, dès le début de notre carrière, nous nous étions déterminé à faire notre spécialité des maladies qui attaquent le système sexuel de l'homme. Les avantages de la division du travail ne sont nulle part plus évidents qu'en médecine. Nous fûmes conduit à prendre cette détermination par la remarque d'une anomalie étrange et vraiment inexplicable, c'est que la généralité des médecins qui entreprennent le traitement de toutes les maladies sans distinction, n'ont évidemment pas étudié les affections du système sexuel, et particulièrement celles qui résultent de l'onanisme, d'excès des plaisirs vénériens et de l'infection syphilitique, avec le même soin qu'ils ont étudié d'autres affections qui ne sont pas à beaucoup près aussi importantes sous le point de vue des intérêts de la société, de la religion et des individus. La conséquence d'une telle apathie de la part des praticiens a été d'ouvrir un vaste champ à des hommes audacieux et ignorants, qui, s'emparant du terrain que leur abandonnaient les hommes d'étude par des scrupules d'une délicatesse exagérée, étendirent chaque jour leurs affreux ravages sur une partie trop crédule du public, dont la confiance en ces imposteurs semble augmenter en raison même de l'impudence de leurs prétentions et de leur ignorance. Quant à nous, bien pénétré de la necessité qu'il y avait que cette branche négligée de l'art de guérir fût suivie par des hommes qui eussent reçu une éducation médicale régulière, nous avons, dès notre début dans la carrière, consacré une portion considérable de notre temps et de nos études à rechercher la nature et le meilleur mode de traitement des affections qui se lient *de loin* ou *de près*, à l'abus prématuré des organes de la génération, soit que cet abus consiste dans l'habitude contre nature de la masturbation, dans l'excès des plaisirs véneriens, ou dans les effets que laissent trop souvent après elles les maladies contagieuses de ces organes—effets qui résultent de la négligence de la maladie ou d'un traitement peu judicieux. Afin d'être mieux compris en ce qui concerne les affections qui se lient *de loin* à l'abus prématuré des organes de la génération, il nous suffira de signaler l'occurrence journalière des cas les plus singuliers chez les personnes des deux sexes. Les uns se plaignent de maux de tête opiniâtres, de douleurs des membres, de faiblesse et de relâchement des muscles fléchisseurs et extenseurs des extrémités, de toux fatigante; d'autres se plaignent de palpitations, de faiblesse de l'estomac et de tous les organes digestifs, depuis les symptômes comparativement sans importance de l'indigestion, jusqu'aux symptômes plus sérieux d'un dégoût complet de toute nourriture. Qu'un de ces malades s'adresse à un médecin ordinaire, nous voulons dire à un de ces médecins qui n'ont pas jugé compatible avec la dignité de leur profession, de consacrer la moindre attention aux effets funestes de la masturbation; si son malade se plaint, par exemple, du mal de tête, il supposera probablement, sans plus s'inquiéter de rechercher l'origine de la maladie, que ce mal de tête est le résultat d'une congestion au cerveau, et il prescrira en conséquence la saignée, les purgatifs et autres remèdes débilitants. Qu'arrivera-t-il en pareil cas si le mal de tête provient, comme nous savons que cela peut avoir lieu, de l'épuisement des centres nerveux causé par la masturbation ou par l'abus des plaisirs vénériens? Il arrivera ce qu'il y a de plus désastreux. Un malade, déjà épuisé par un des effets les plus destructeurs des forces vitales, est soumis à un mode de traitement qui est diamétralement opposé à ce que réclamait son état. Le peu de force que lui aura laissé sa funeste habitude, lui sera ravi par le docteur—nous n'avons pas besoin d'en dire davantage.

Un autre malade vient trouver un de ces praticiens routiniers, avec une longue liste de symptômes, tels que tremblements, paralysie partielle, rougeurs accidentelles de la face, bourdonnements, *cum multis aliis*; s'imaginant aussitôt que de semblables symptômes indiquent clairement une apoplexie imminente, le docteur prescrit la saignée, l'application de vésicatoires, les vomitifs, et épuise ainsi la vie de son malheureux client, dont la maladie, si elle eût été mieux étudiée, devait être en réalité attribuée à la masturbation et exigeait un traitement tout opposé.

Combien de fois ne rencontrons-nous pas dans notre pratique journalière des observations semblables à la suivante: on nous amène une jeune femme dont les principaux désordres sont des palpitations de cœur, une toux sèche et saccadée, des maux de tête accidentels, une aversion profonde pour tout exercice de quelque genre que ce soit, une grande langueur et une grande lassitude, la perte de l'appétit ou bien un appétit dépravé, la menstruation irrégulière, en général incomplète, gonflement des chevilles, bouffissure de la face, qui offre l'apparence ordinaire des chlorotiques, tendance à l'hystérie, etc.

Que de fois alors n'avons-nous pas découvert que la véritable source de ces affections n'était autre chose qu'une habitude invétérée de la masturbation! Et les cas de ce genre que notre expérience médicale pourrait fournir sont nombreux. Ce dont nous voudrions bien pénétrer l'esprit du lecteur, c'est qu'un médecin qui n'est pas familiarisé avec l'observation et l'étude de pareils cas, ne peut posséder le tact nécessaire, ce tact qui ne peut s'acquérir par la lecture d'aucun livre autre que le livre de la nature; c'est ce tact seul qui le met à même de deviner les causes les plus secrètes et les plus cachées de ces maladies; sa vue, son toucher, nous dirons plus, tous ses sens et toutes ses facultés doivent être exercés avec soin et persévérance s'il veut reconnaître le siége et la nature de la maladie. Nous avons, en outre, d'excellentes raisons pour croire qu'un médecin tel que celui que nous venons de dépeindre, lorsqu'il aura gagné la confiance de son malade par sa manière judicieuse de l'examiner, réussira bien mieux à en obtenir l'aveu des habitudes qui pourront avoir déterminé sa maladie, que l'homme qui posera comme un fait établi que les sensations et les douleurs ressenties à la tête, dans le dos, la poitrine ou le ventre tirent leur source de ces cavités, sans réfléchir que ces douleurs ne sont que les symptômes ou les effets de lésions graves causées dans le système nerveux par la funeste habitude de la masturbation. Nous avons réussi nombre de fois, par suite de questions bien liées entre elles, à obtenir d'un enfant timide l'aveu ingénu qu'il s'était livré à cette habitude dégradante.

Quelques personnes diront peut-être que nous avons chargé le tableau dans la description que nous avons donnée des suites hideuses de l'onanisme, parce que fréquemment, il est vrai, le progrès des années et la maturité de la raison aident à maîtriser ce penchant après même qu'un individu s'y est longtemps abandonné. Quoi qu'il en soit, c'est quand arrive la vieillesse et que les forces du corps sont sur leur déclin, que les effets des indiscrétions de la jeunesse se font ressentir; c'est alors que l'automne de la vie, dont la fin précipitée inspire la pitié, sera rendu amer par le souvenir de nos premières transgressions contre les lois de la nature et du Créateur, et par la certitude désolante que nous avons fait un mauvais emploi, un abus grossier des facultés physiques et morales dont nous avions été doués par un Dieu bon et juste, dans le but de propager notre espèce et de contribuer pour notre part à l'extension et au progrès de cette société dont nous faisons tous partie, mais contre les intérêts de laquelle nous nous serons ainsi scandaleuseusement révoltés.

Les effets de l'onanisme ont souvent été méconnus pour d'autres maladies. Cela vient, en partie, du défaut de sincérité et de candeur de la part du malade, qui, ne voulant pas avouer la cause de son mal, trompe et égare son médecin; et, en partie, du médecin lui-même qui, n'étant pas habitué à rencontrer des cas de ce genre, ou ne s'étant pas livré avec une attention suffisante à leur étude, sans laquelle il est impossible d'acquérir le tact nécessaire pour découvrir les ruses et les artifices employés par les malades pour cacher la source funeste de maladies si compliquées; du médecin-lui-même, disons-nous, qui, pour toutes ces raisons, se trompe et méconnaît la nature du cas qui lui est soumis. Ce qu'il considère comme ayant son siége dans le cerveau, l'épine dorsale, les poumons, le cœur, l'estomac ou le canal intestinal, parce que cela a quelque ressemblance avec l'épilepsie idiopathique, la paralysie, la phthisie, l'indigestion, la diarrhée, ou une constipation opiniâtre, n'est en réalité pas autre chose que le résultat déplorable de la masturbation.

En ce qui concerne l'*impuissance*, ou la débilité sexuelle, l'une des conséquences les plus fréquentes et les plus tristes de la funeste habitude de l'onanisme, nous pouvons affirmer en toute sécurité et confiance, que notre méthode de traitement, méthode fondée sur l'expérience d'un grand nombre d'années, et sur des recherches minutieuses de la nature et des causes diverses de la maladie, réunit, comme on le reconnaîtra, tous les effets avantageux qui doivent résulter de l'application éclairée des ressources de la médecine à l'esprit et au corps. L'emploi de ce que l'on nomme des remèdes aphrodisiaques pour la guérison de cette maladie est fréquemment suivi des plus mauvais effets. Lorsqu'il est reconnu que les remèdes auxquels on attribue des vertus aphrodisiaques sont tous des irritants violents et qu'ils exercent leur influence particulièrement sur les organes génito-urinaires, produisant des urines sanguinolentes, etc., il sera à peine nécessaire de signaler même au lecteur le moins compétent, les dangers auxquels expose leur emploi ; et cependant tel est le genre de remèdes auquel ont le plus ordinairement recours certains médecins dans le traitement de l'impuissance. Le médecin praticien qui a étudié à fond la physiologie des fonctions de la génération, et la complication du mécanisme qui préside à leur accomplissement, sait faire la part qu'y prennent respectivement l'esprit et le corps. Il sait que pour l'accomplissement de cet acte deux choses sont indispensablement nécessaires : il faut que le corps soit en parfaite santé et que l'esprit ait pleine confiance dans la puissance du corps. Il faut qu'il n'y ait point d'obstacles — aucune crainte — aucune appréhension, pas même d'inquiétude pour accomplir l'acte. Nulle fonction, en effet, de toute notre machine, ne dépend autant de l'esprit que celle-ci ; la volonté et le raisonnement n'y peuvent rien, et cependant il n'y a pas d'acte naturel dans l'accomplissement duquel un homme se sente plus intéressé, son orgueil y prenant toujours plus ou moins part. A ceux donc qui pourraient avoir diminué leurs moyens d'accomplir cette fonction, soit par la masturbation, soit par des excès vénériens, ou par toute autre circonstance, nous offrons l'espoir le plus encourageant d'une prompte et complète restauration de la santé et de la vigueur, par l'adoption des remèdes physiques et moraux que nous employons depuis longtemps avec tant de succès, et que nous n'avons jamais vus échouer jusqu'ici, pourvu que nos prescriptions soient ponctuellement suivies.

Notre but, en *illustrant* cette édition par des *Figures*, est de faire connaître autant que possible les maladies des voies urinaires chez l'homme, et de familiariser ainsi le lecteur qui n'a point de connaissances médicales par la description ci-après de chaque sujet, à commencer par l'*Anatomie du système de la génération.*

PL 1

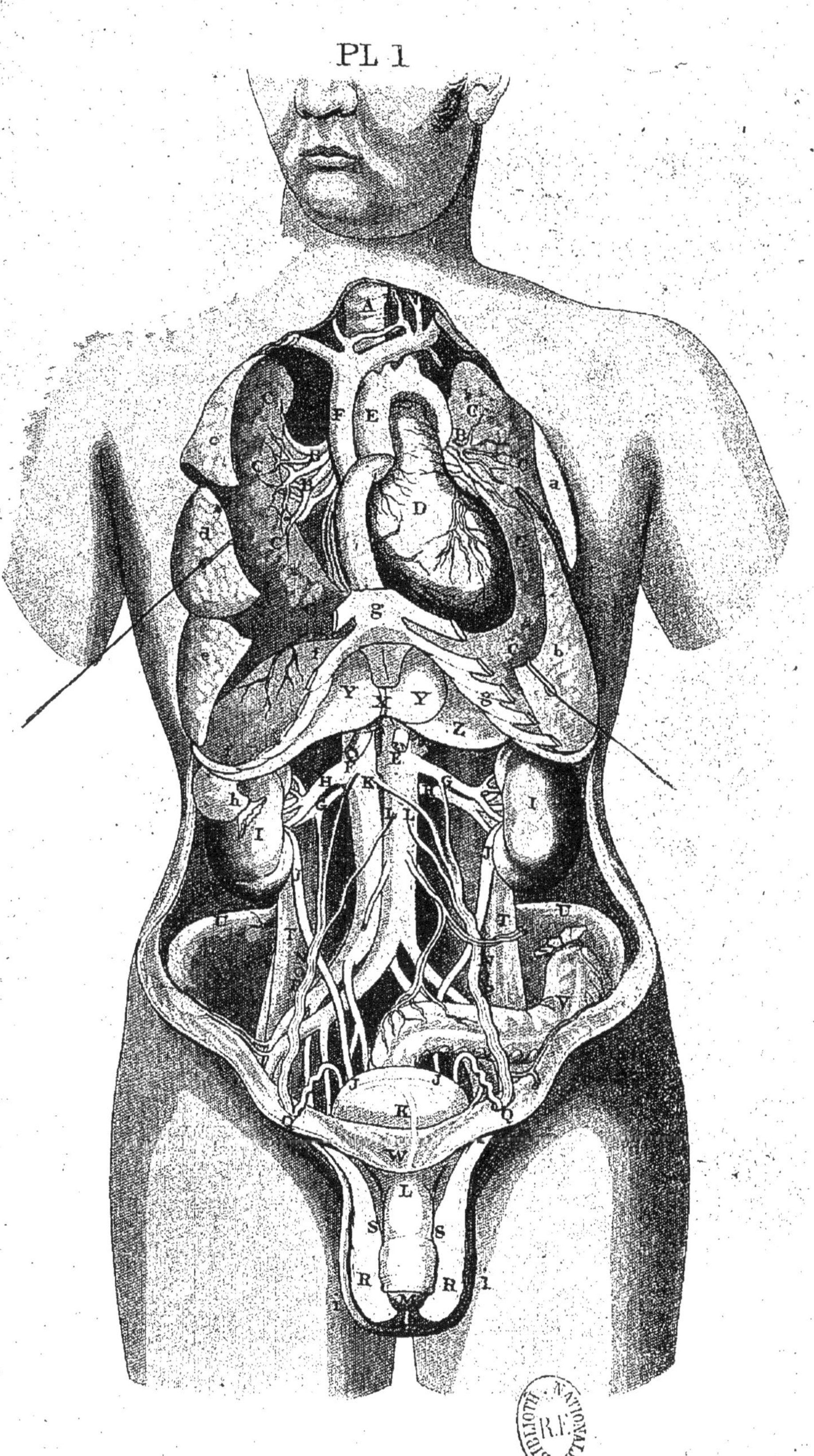

# DESCRIPTION DES PLANCHES.

---

## PLANCHE 1.

**Vue de face des Viscères thoraciques, des Voies urinaires et des Organes de la Génération chez l'Homme.**

A. La *Trachée*.

BBB. Les *Bronches*, à travers lesquelles passe l'air pour se rendre en CCC, les lobes droit et gauche des *Poumons* (les poumons sont placés de côté pour laisser voir le cœur).

D. Le *Cœur*.

EE. L'*Aorte*, à travers laquelle le sang se distribue du cœur vers tous les points du corps.

FF. La *Veine cave*, qui reçoit par de nombreux vaisseaux le sang, qui est ensuite révivifié par les poumons.

GG. L'*Artère rénale*, qui fournit le sang aux reins.

HH. Les *Veines* qui transmettent le sang hors des reins.

II. Les *Reins*, et les *Uretères* JJ, qui portent l'urine des reins vers la vessie.

K. Les *Veines spermatiques*.

LL. Les *Artères spermatiques*.

M. Le *Gland* du *Pénis*.

NOP. Les *Vaisseaux spermatiques*. QQ. Le *Canal inguinal*. RR. Les *Testicules*. SS. Les *Conduits déférents*.

TT. Les *Muscles Psoas*. UU. Les *Os des iles*. V. Le

*Rectum*. W. Partie de la *Paroi abdominale* retroussée. X. L'*Artère ombilicale* du *Foie* YY. Z. Partie de l'*Estomac*.

*ab*. Les deux lobes du *Poumon gauche*. *cde*. Les trois lobes du *Poumon droit*. *ff*. Le *Diaphragme*. *gg*. Une portion des *Os des côtes*. *h*. Partie de l'*Omentum*. *i*. Le *Scrotum*. *k*. L'*Ouraque*.

---

## PLANCHE 2.

Section longitudinale montrant de côté l'Abdomen, la Cavité pelvienne, les Voies urinaires et les Organes de la Génération chez l'Homme.

A. L'*Aorte*.
B. La *Veine cave*.
C. Le *Rein droit*.
D. Le *Rein gauche*.
E. L'*Uretère gauche*.
F. L'*Uretère* entrant dans la vessie.
G. La *Vessie*.
HH. La *Glande Prostate*.
II. Un Cathéter introduit par l'*Urètre* dans la vessie.
J. Le *Bulbe* du *Pénis*.
K. Le *Pénis*.
L. Le *Ligament suspenseur* du *Pénis*.
MN. Le *Corps caverneux* du *Pénis*.
O. Le *Ligament tendineux* de la *Vessie*.
P. Section de l'*Os Pubis*, près de sa *Symphyse*.
Q. Le *Fond de la Vessie*.
TUV. Les *Cordons spermatiques*.
W. Le *Testicule gauche*.
X. L'*Épididyme*.
Y. Le *Conduit déférent* gauche.
Z. Les *Vésicules séminales* droites.
*a*. Les *Glandes rénales*. *b*. Le *Muscle Psoa*. *ccc*. Les *Vertèbres lombaires*. *d*. L'*Os Sacrum*. *ef*. L'*Os du Coccyx*. *g*. Le *Sphincter de l'Anus*. *h*. L'*É*-

PL 2

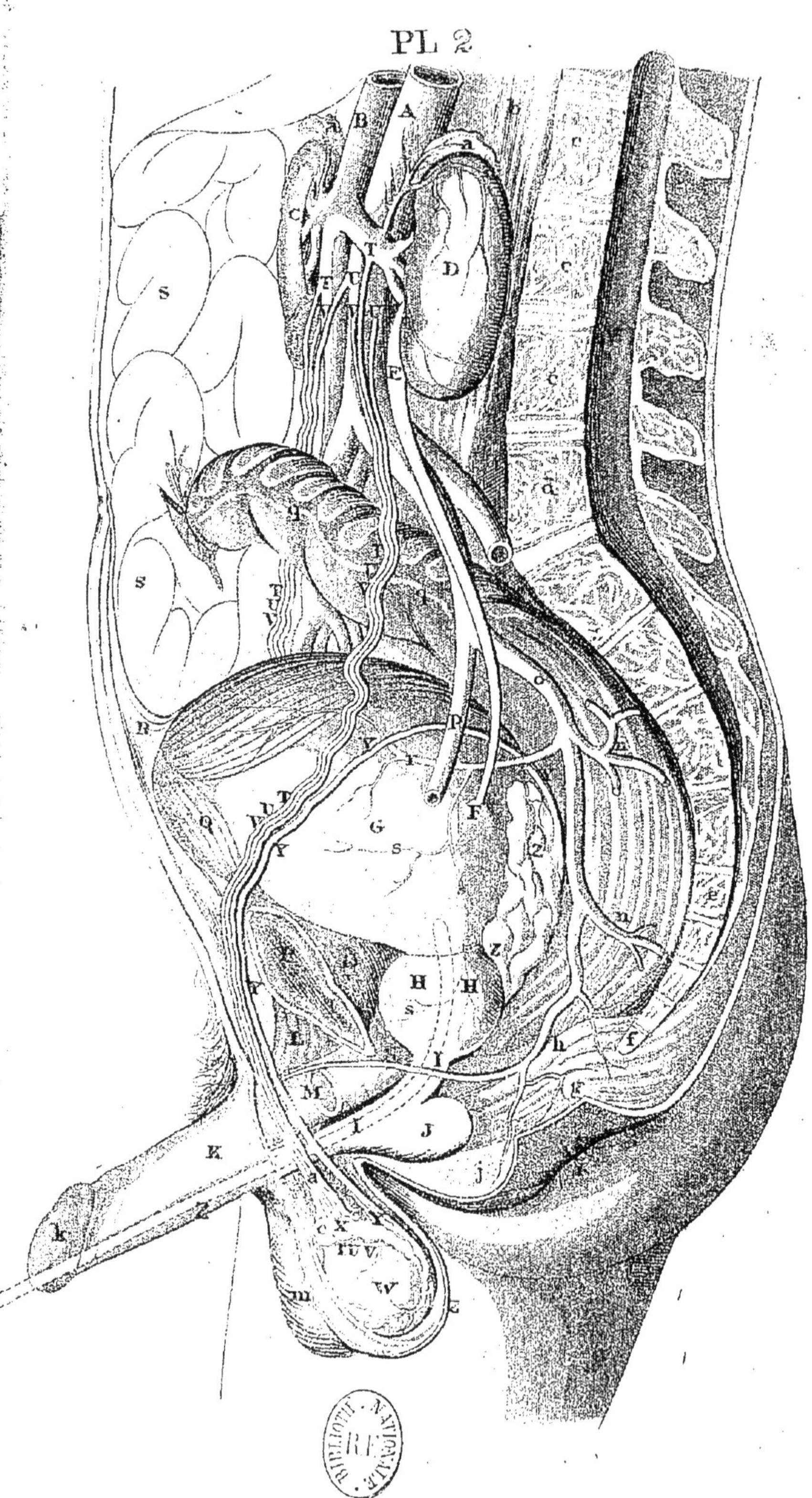

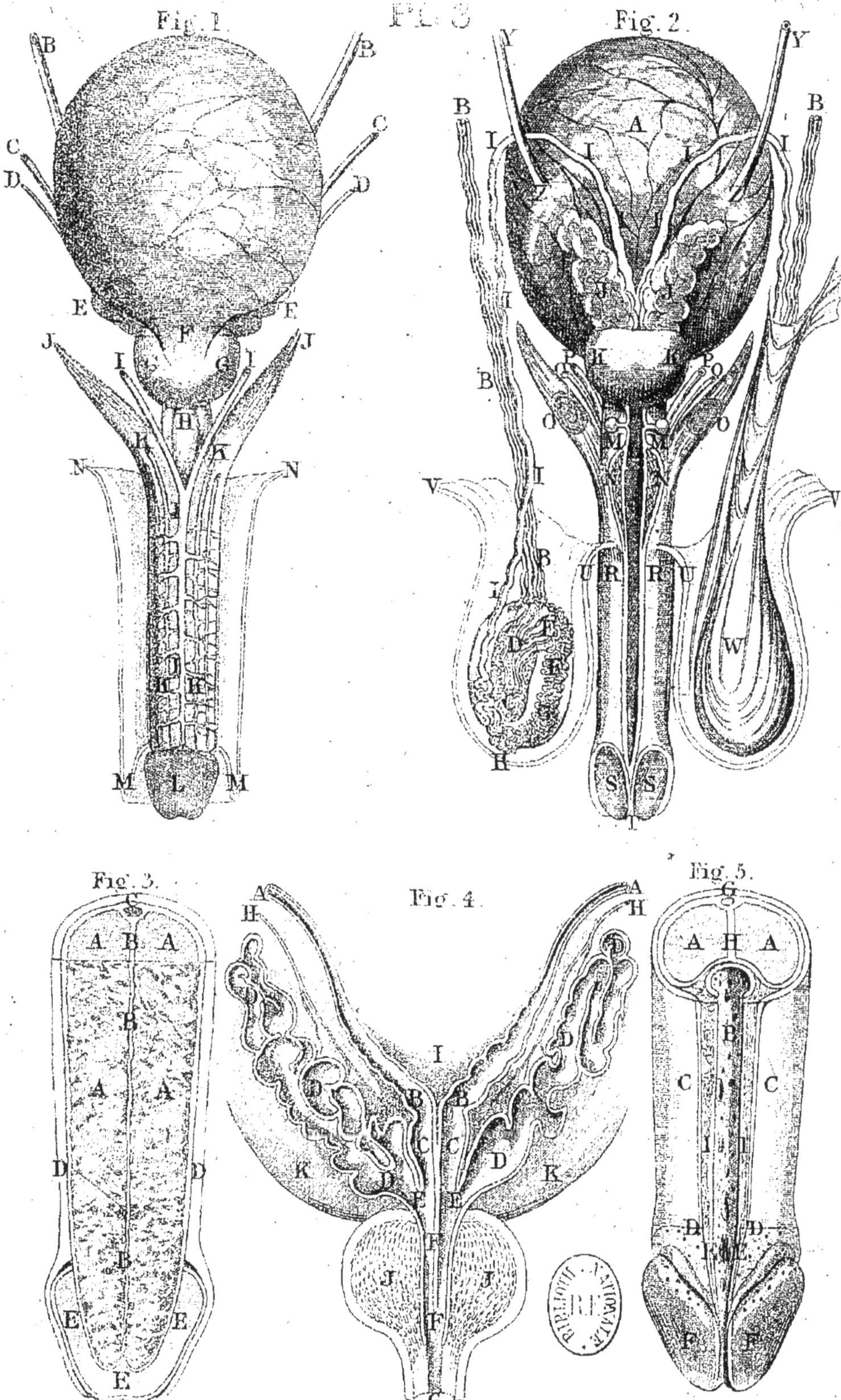
Pl. 3
Fig. 1.
Fig. 2.
Fig. 3.
Fig. 4.
Fig. 5.

*lévateur de l'Anus. i.* L'*Anus. j.* Section des *Intéguments. k.* Le *Gland* du *Pénis. ll.* L'*Urètre. m.* Le *Scrotum. nn.* Le *Rectum. op.* L'*Artère iliaque. rs. Branches* de l'*Artère ombilicale.*

---

## PLANCHE 3.

*Fig.* 1 représentant la face supérieure des Organes de la Génération.

A. La *Vessie.* BB. Les *Uretères.* CC. Le *Canal séminal* avec l'*Artère* DD. EE. Partie des *Vésicules séminales.* F. Le *Col* de la *Vessie*, entourée par la *Glande Prostate.* GG. H. Partie du Ligament suspenseur du *Pénis.*

II. La *Veine dorsale.* Lorsque le Pénis est rempli de sang, les *Muscles érecteurs* (JJ) pressent sur cette veine, de même que sur les *Nerfs* et les *Artères* (KK), et par là produisent et maintiennent l'érection et la roideur du Pénis.

L. Le *Gland* avec le *Prépuce* MM.

*Fig.* 2 représentant la face inférieure des Organes de la Générati n.

A. La *Vessie.*

B. *Artère, Veine* et *Nerf spermatiques*, à travers lesquels passe le sang pour se rendre du cœur dans le *Testicule* (C), et s'y changer en sperme par la sécrétion; après sa sécrétion dans le testicule, le sperme passe par les *Vaisseaux séminaux* (DE) dans l'*Epididyme* (FGH), qui est composé de petits vaisseaux; la semence entre dans le *Conduit déférent* (II), et passe de ce canal dans les *Vésicules séminales* (JJ) ou Réservoirs, qui sont situés au-dessous de la Vessie, et c'est dans ces réservoirs que demeure la semence jusqu'à l'accomplissement de l'acte de la copulation. Quand il a lieu, la semence passe par la *Glande Prostate* (KK) dans l'*Urètre* (L), et de là dans le vagin de la femme.

MM. *Glandes de Cowper*. NN. Le *Bulbe* de l'*Urètre*. OO. PP. Les *Muscles érecteurs*. QQ. Les *Veines dorsales*. RR. Les *Artères* du *Pénis*.

SS. Le *Gland* et l'*Orifice* ou *Méat urinaire*. T sur lequel se montre d'abord la Gonorrhée.

UU. Le *Raphé*, qui rejoint l'anus V. W. Les *Muscles Crémastères*. X. Le *Canal inguinal*. YY. ZZ. Les *Uretères*.

*Fig.* 3 représentant une Coupe longitudinale et latérale du Pénis.

AAAA. Le *Corps caverneux*. B. Le *Septum* ou *Cloison médiane*. C. La *Veine dorsale* et ses branches nombreuses. D. L'enveloppe cutanée du Pénis.

*Fig.* 4 représentant une Section des Vésicules séminales situées au-dessous de la Vessie.

AA, BB, CC. Partie des *Conduits déférents*, à travers lesquels doit passer le sperme sécrété dans les testicules avant d'être déposé dans les *Vésicules séminales* DD, où il reste jusqu'à l'accomplissement du coït; mais si son expulsion est provoquée par la masturbation, ces vaisseaux perdent leurs qualités rétentives; le sperme s'écoule abondamment, et le système est privé de sa séve.

EE. Les *Conduits déférents*. FF. La *Cloison médiane*. G. L'*Urètre*. HH. Les *Artères*. JJ. La *Glande Prostate*. KK. La *Vessie*.

*Fig.* 5 représentant une Section du Pénis.

AA. Le *Corps caverneux*. B. Les *Follicules muqueux* de l'*Urètre*. C. Le *Pénis*. D. Le *Prépuce*. E. Le *Frein*. F. Le *Gland*. G. La *Veine dorsale*. H. La *Cloison médiane*.

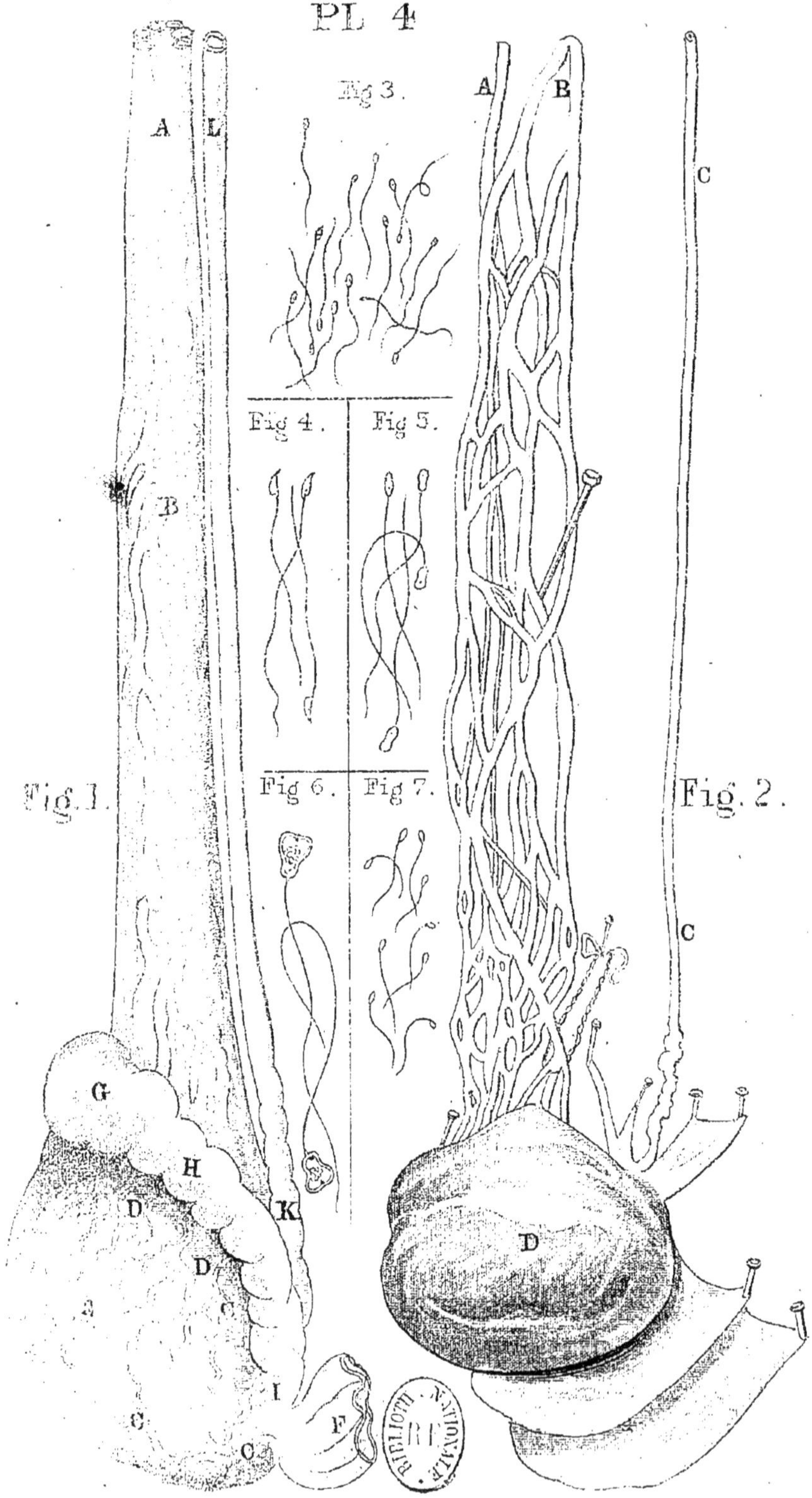
PL 4
Fig 3.
Fig 4.
Fig 5.
Fig 6.
Fig 7.
Fig. 1.
Fig. 2.
A
L
B
G
H
D
K
C
I
F
A
B
C
D

## PLANCHE 4.

*Fig.* 1. Vue des Cordons spermatiques et du Testicule du côté gauche (grandeur naturelle)

AB. Les *Vaisseaux* du *Testicule*, circulant dans le Cordon spermatique et débarrassés de leurs membranes. CCCC. Les *Artères* du *Testicule*. DD. Les *Veines correspondantes*. E. La *Tunique albuginée*. F. Partie de la *Tunique vaginale* retroussée. GHT. L'*Épididyme*. K. L'*Extrémité* de l'*Epididyme* et le *Commencement* du *Conduit déférent* L.

*Fig.* 2. Les Vaisseaux sanguins et les Vaisseaux spermatiques du Testicule (grandeur naturelle).

A. L'*Artère spermatique*. B. Les *Veines spermatiques*. CC. Le *Conduit déférent*. D. Le *Testicule* avec son enveloppe cutanée attachée en arrière par des épingles.

*Fig.* 3 représentant des Zoospermes trouvés dans la semence de l'homme.

Les Zoospermes sont d'une petitesse qui dépasse l'imagination, et l'on ne peut déterminer leur grosseur qu'à l'aide d'un examen mathématique : pour examiner ces êtres si petits, il faut faire usage d'un microscope qui ait un pouvoir magnifiant de trois cents fois le diamètre. La forme de ces animalcules consiste en une tête elliptique, et un corps tracé par une ligne foncée renfermant une partie transparente. Dans quelques-uns, il y a une tache noire vers le centre de la partie transparente; une longue queue fait saillie hors du corps. Ces animalcules vivants se trouvent en quantité innombrable dans le sperme d'un mâle qui est sain et capable de féconder la femelle, mais on ne les trouve jamais dans la semence d'un individu impuissant; ce qui sert à prouver, d'une manière certaine, en examinant la *semence du mâle*, si l'impuissance ou le défaut d'enfant provient du mâle ou de la femelle.

*Fig.* 4 représentant des Zoospermes trouvés dans le sperme d'une souris.

*Fig.* 5 représentant des Zoospermes trouvés dans le sperme d'un chien.

*Fig.* 6 représentant des Zoospermes trouvés dans le sperme d'un ours.

*Fig.* 7 représentant des Zoospermes trouvés dans le sperme d'un lapin.

---

## PLANCHE 5.

*Fig.* 1 représentant la face supérieure d'un Testicule, avec la Tunique vaginale ou enveloppe extérieure, ouverte pour laisser voir la structure glandulaire du Testicule et de l'Épididyme (grandeur naturelle).

A. L'*Artère spermatique*, à travers laquelle le sang est conduit du cœur dans le *Testicule* B (glande ovoïde), où la semence est sécrétée, et passe ensuite à travers l'*Épididyme* (C), pour se rendre dans le *Conduit déférent* (D).

E. La *Tunique vaginale.* F. Le *Muscle Crémastère.*

*Fig.* 2 représentant la face postérieure du Testicule, laissan à découvert le Conduit déférent et l'Épididyme.

A. La *Tunique vaginale.* B. Partie découverte du *Testicule.* C. Les *Artères spermatiques*, s'engageant dans le Testicule. D. Les *Cordons* du conduit déférent, E.

*Fig.* 3 représentant le cours des Artères spermatiques, et leurs nombreuses ramifications dans le Testicule, où le sang est déposé pour se transformer en sperme par la sécrétion (ce qui a lieu nuit et jour chez un sujet sain).

A. *L'Artère spermatique*, qui conduit le sang à travers ses *Branches* nombreuses (BB) dans toutes les parties du Testicule.

C. Le *Conduit déférent*, où une *Artère* (D) accompagne le *Conduit déférent* (EE.) dans le réservoir séminal situé au-dessous de la vessie.

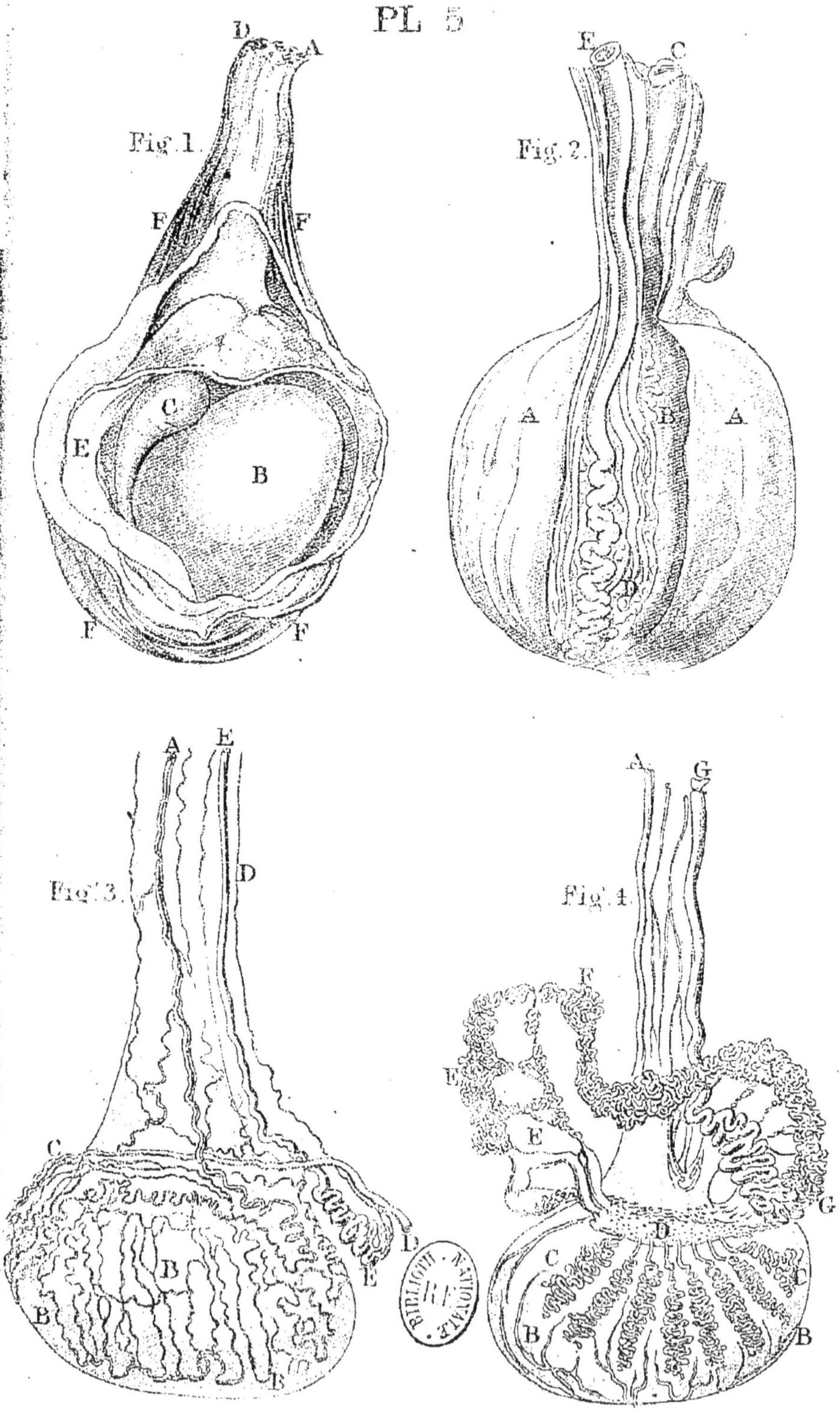
PL 5
Fig. 1.
D
A
F
F
C
E
B
F
F
Fig. 2.
E
C
A
B
A
D
Fig. 3.
A
E
D
C
D
E
B
B
B
Fig. 4.
A
G
F
E
E
G
D
C
C
B
B

*Fig.* 4 représentant l'appareil complet des Vaisseaux séminifères, avec leurs nombreux canaux, dans lesquels le sperme qui vient des artères est absorbé.

A. Les *Artères* descendant dans les Testicules.

B. Une portion des *Artères* que l'on voit remonter du fond des Testicules.

C. Les *Vaisseaux* qui absorbent le sperme venant des Artères.

D. Le *Réseau*, ou canal séminifère des Testicules.

E. Les *Conduits déférents*, à travers lesquels le sperme vient du Réseau, pour passer dans F, le *corps* de l'*Épididyme*, et G, le *Conduit déférent*.

[*Note*. Il est bon de remarquer ici que les vaisseaux séminifères contenus dans le Testicule, lorsqu'ils sont déroulés, ont une longueur d'environ quarante pieds ; et l'on suppose que l'excès de plaisir ressenti durant le coït est produit à l'instant où le sperme passe à travers ces vaisseaux pour être éjaculé dans le Vagin de la Femme.]

---

## PLANCHE 6.

### Varicocèle.

Le *Varicocèle* est une des maladies auxquelles le sexe masculin est particulièrement sujet, par suite de la longueur des veines spermatiques, de l'état de suspension des testicules et de la quantité indéterminée de sang qu'ils reçoivent sans pouvoir le faire refluer. Je crois que le Varicocèle est aussi commun chez l'homme que la maladie des flueurs blanches chez la femme ; que probablement une personne sur trois souffre plus ou moins de cette incommodité.

C'est une maladie qui prend sa source dans un relâchement général du système artériel et veineux, relâchement qui provient de diverses causes, mais plus ordinairement de l'acte contre nature de la masturbation.

Dans la partie qui précède de mon livre, j'ai essayé d'expliquer que le sang est conduit de l'*aorte*, ou *grande artère*, aux testicules, dans le but d'y être changé par la sécrétion en sperme, qui reste déposé dans les *vésicules séminales* pour être employé à l'usage auquel l'a destiné la sagesse de la Providence, qui l'a donné à l'homme pour la jouissance voluptueuse des plaisirs de l'amour et pour la reproduction de l'espèce humaine. Les testicules sont aussi pourvus de *veines* pour transporter le sang après la sécrétion du sperme et le renvoyer par la *veine cave*, ou *grande veine*, pour être purifié par les poumons ; il retourne ensuite dans l'*aorte* pour accomplir ses fonctions.

Il est donc bien évident que si l'on a recours à des moyens illicites pour se procurer la jouissance des plaisirs vénériens, on agit d'une manière immodérée sur les vaisseaux, le système est épuisé de sa *séve* ou *suc vital*, qu'il est difficile de renouveler, de manière que, pendant l'acte de la masturbation, ou toute autre excitation exagérée des parties génitales, il arrive plus de sang dans le testicule qu'il n'en peut transformer en sperme ; en conséquence le sang ne peut passer outre, la congestion a lieu, puis vient l'inflammation, d'où suit la gangrène. Mais le résultat le plus ordinaire de ces excès est que les veines se gonflent dans le testicule et que par leur pression constante sur l'organe glanduleux, elles le font céder et se réduire ; les fibres du testicule et du scrotum se relâchent, tombent et pendent privées de tout pouvoir musculaire, *et si on les touche avec les doigts elles ressemblent à un sac de vers de terre*, exactement comme le fait voir la gravure, planche 6.

*Cette gravure représente le Pénis relevé par l'index et le pouce afin de laisser voir les testicules.* Une portion du scrotum a été coupée pour montrer le testicule sain du côté droit, et le testicule malade du côté gauche : ce qui démontre les effets de la masturbation sur les organes génitaux, et en même temps combien il est nécessaire d'appeler les secours de la médecine dès que les symptômes du mal se font sentir.

---

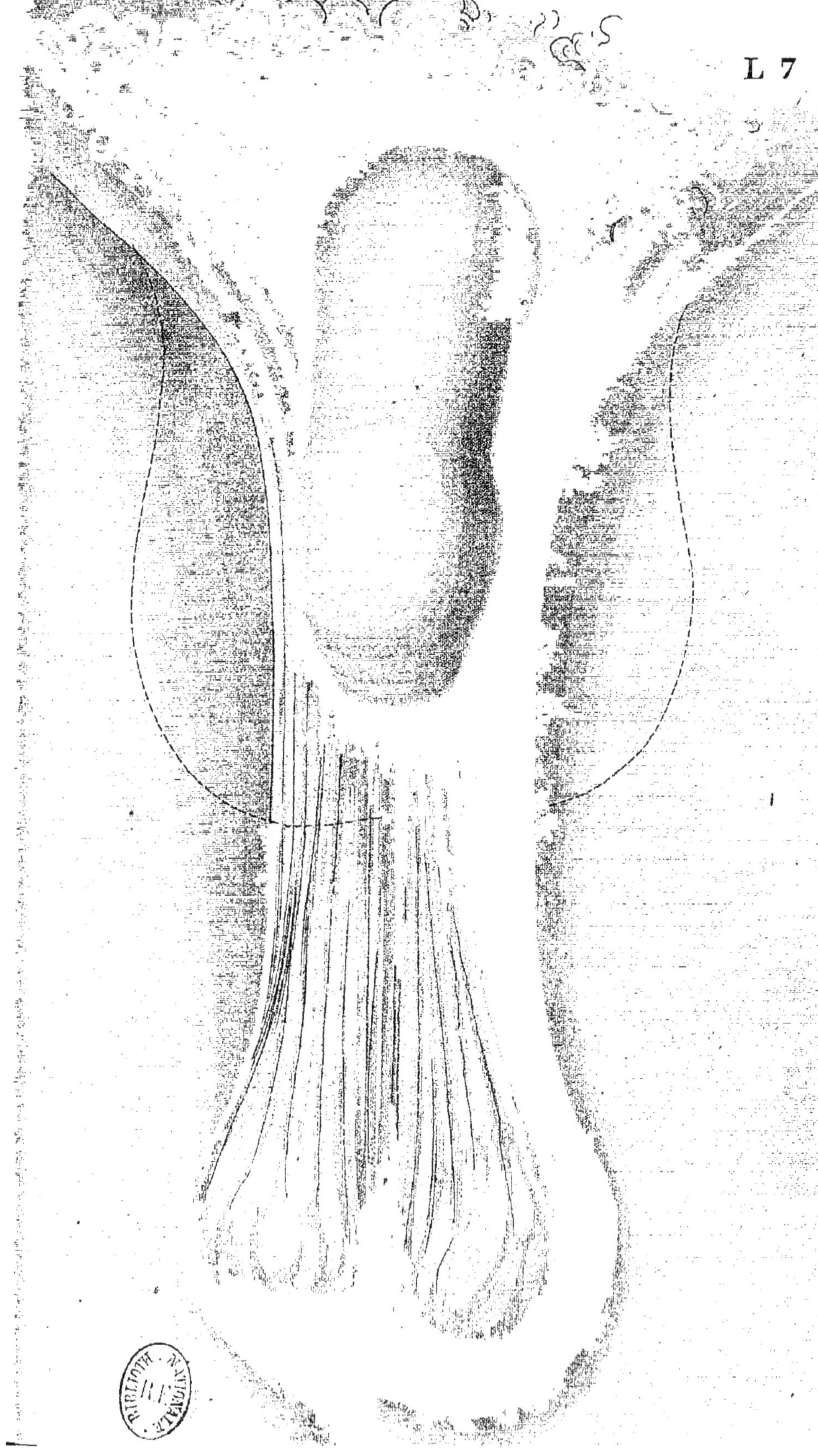
L 7

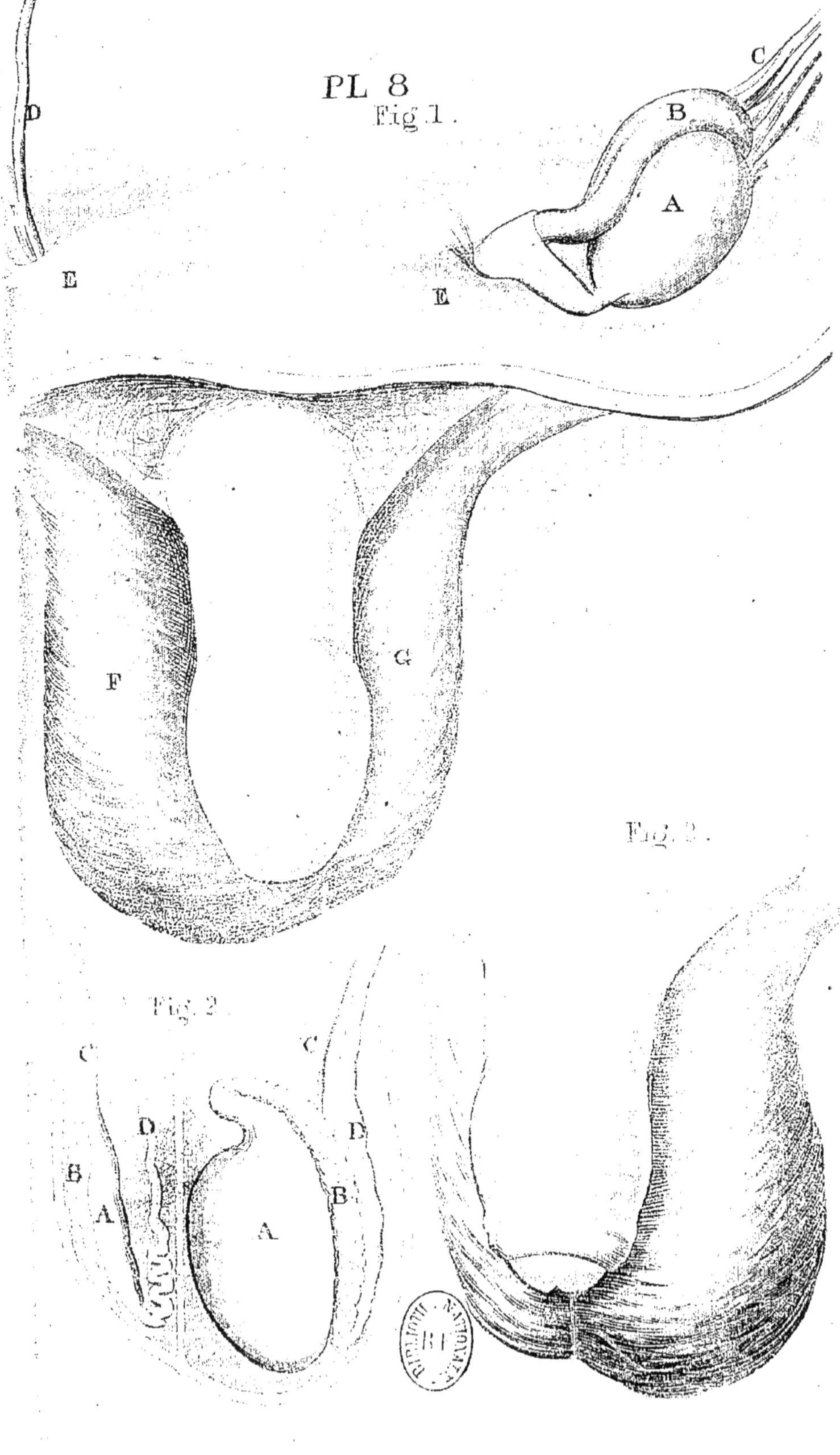
PL 8
Fig. 1.
D
E
C
B
A
E
F
G
Fig. 2.
Fig. 2
C
C
D
D
B
A
A
B
B

PL 9

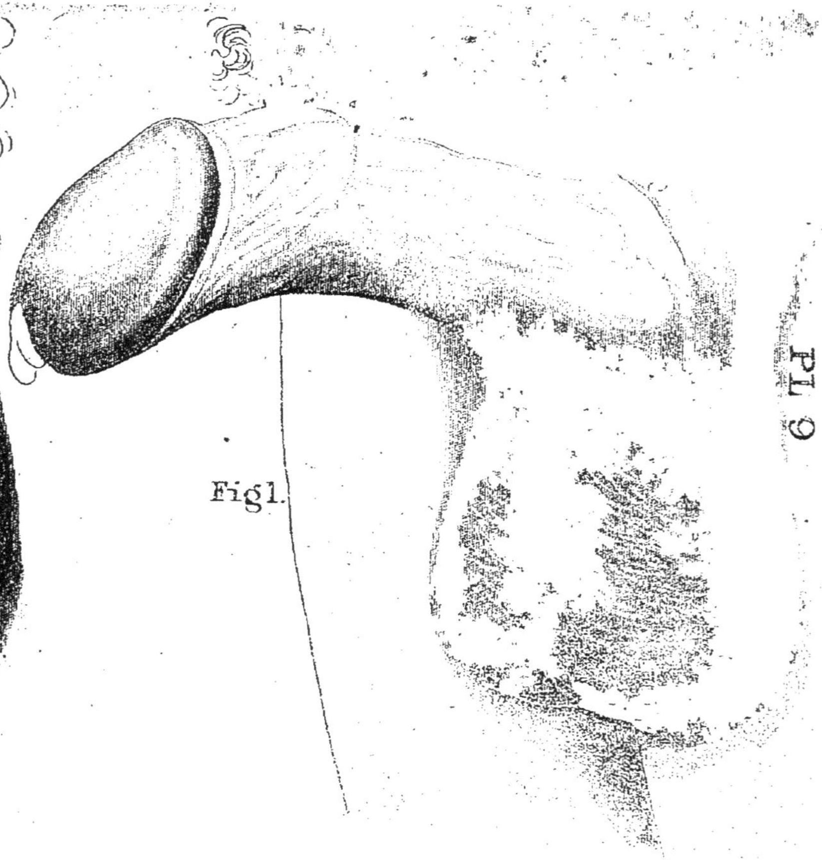

Fig1.

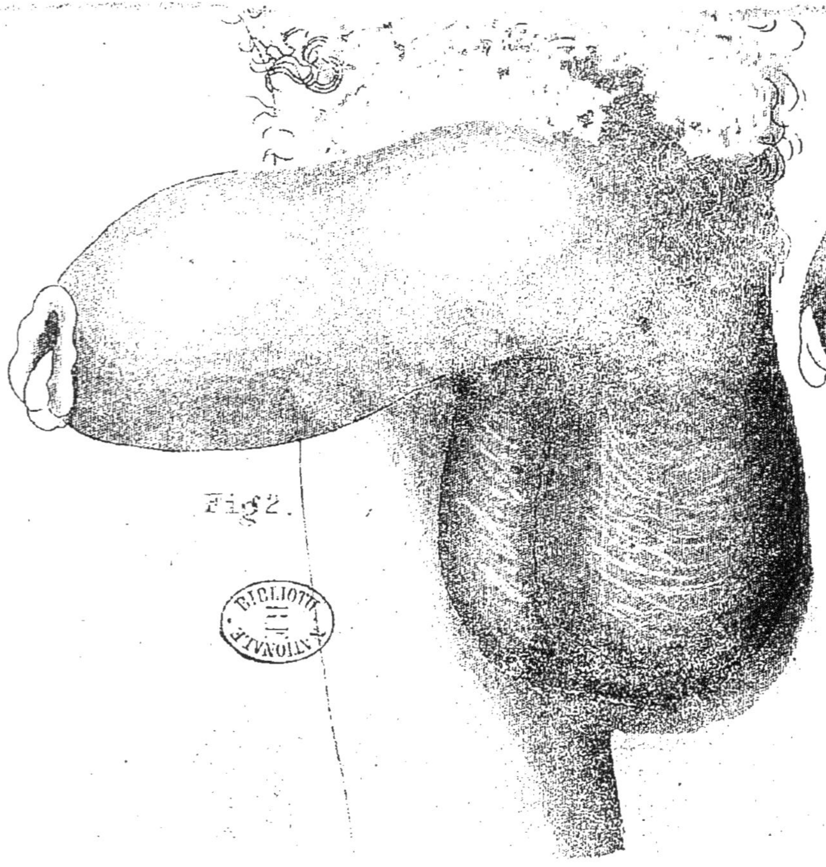

Fig2.

PL 10

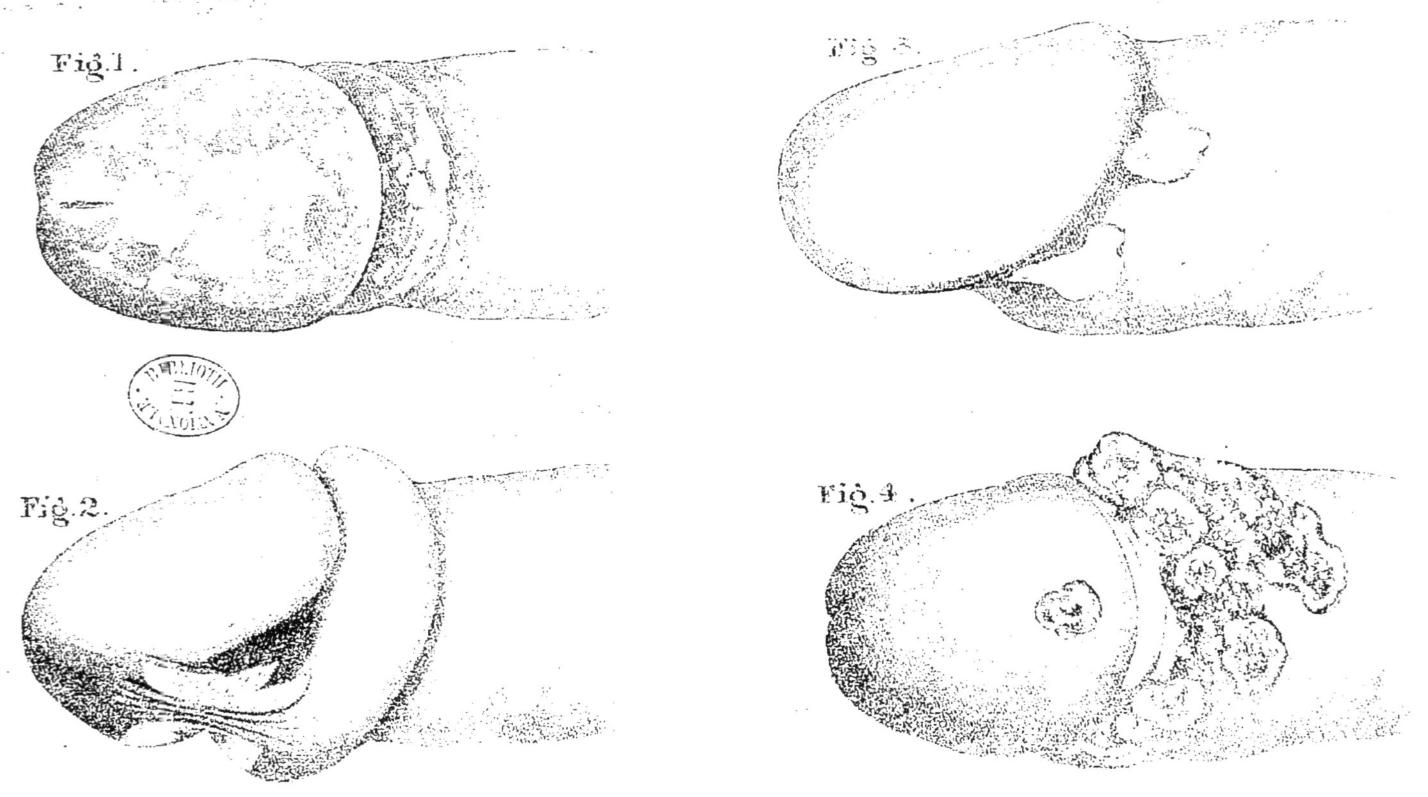

PL. II



Fig. 1

Fig. 2.

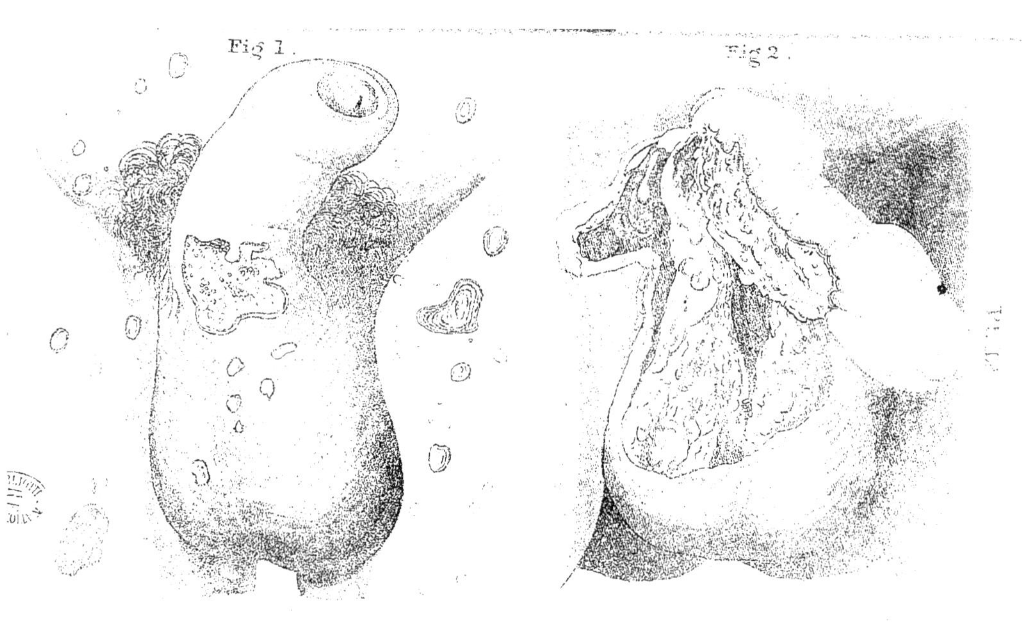
Fig 1.
Fig 2.

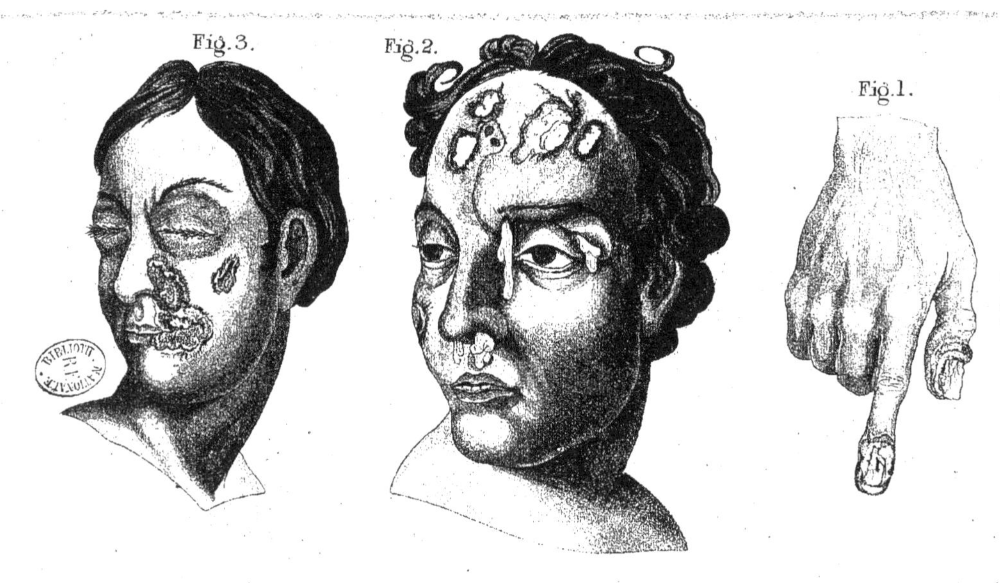


PL 13

PL 14

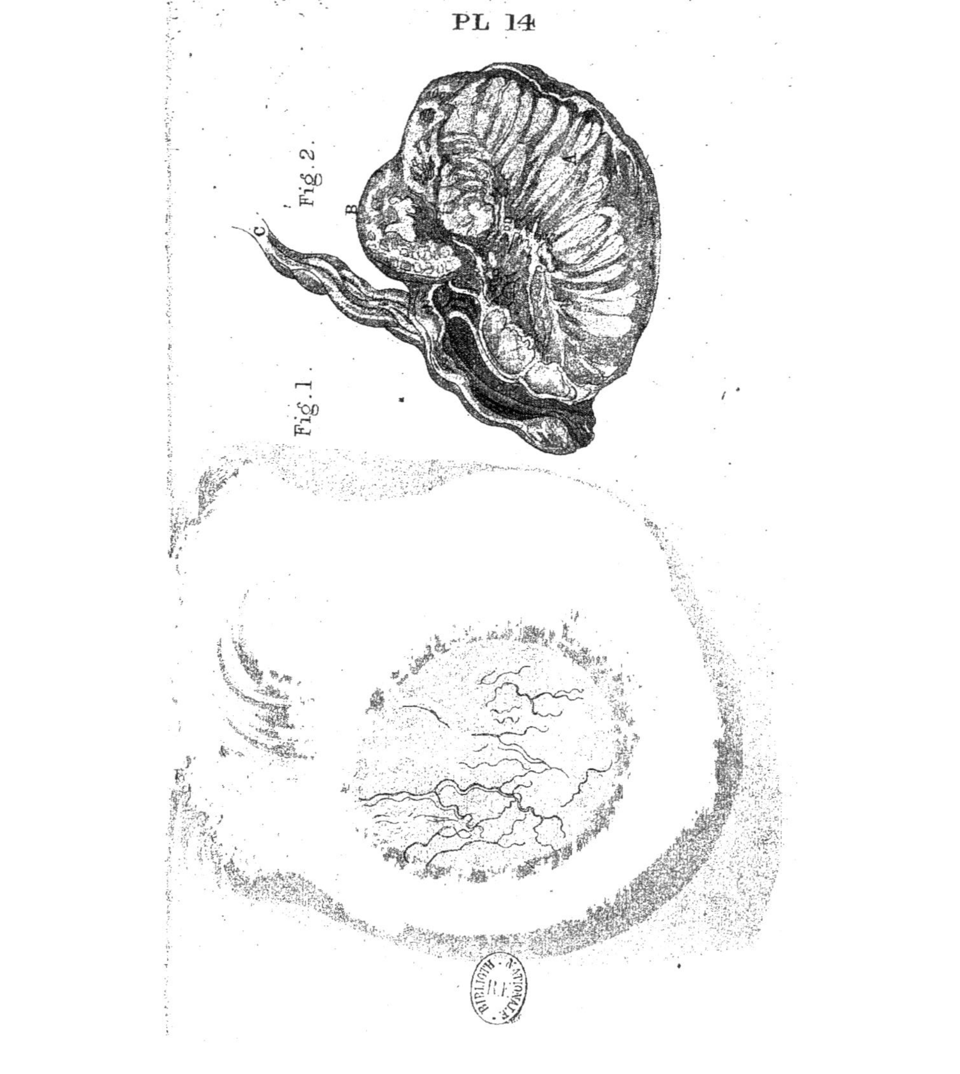

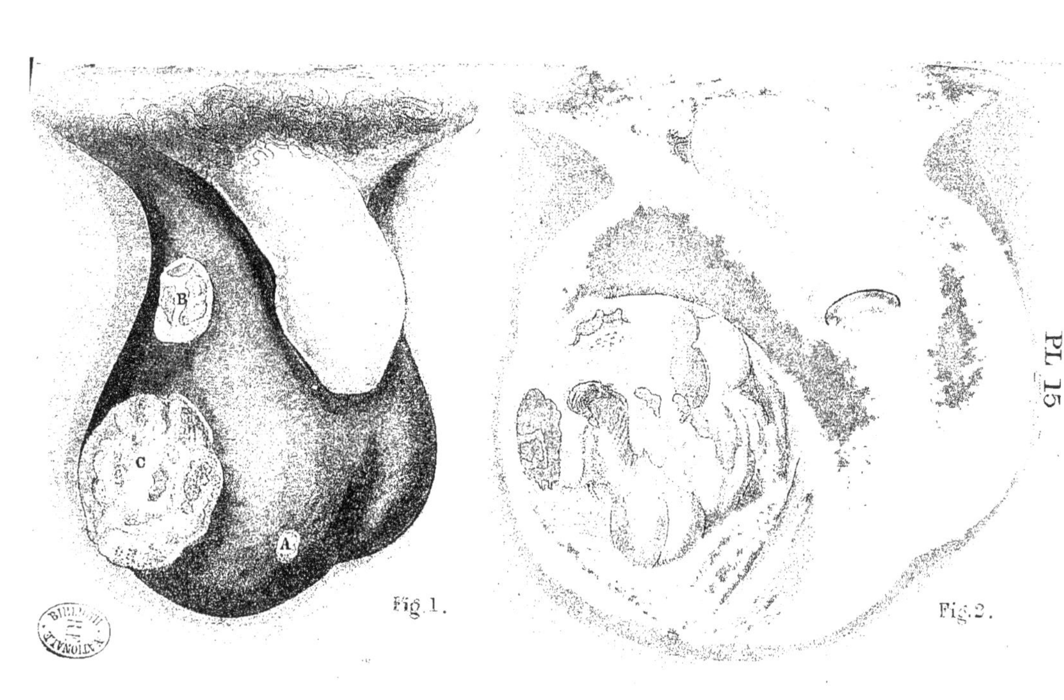


Fig.1.

Fig.2.

Pl. 15

## PLANCHE 7.

### Relâchement du Scrotum.

Il y a un autre genre de maladie provenant de la masturbation, c'est un relâchement complet des deux testicules, semblable à ce que fait voir la gravure, Planche 7; maladie plus grave encore que le Varicocèle, mais qui appelle les mêmes moyens de guérison. (Dans quelques cas qui m'ont passé sous les yeux, le scrotum et les testicules pendaient jusqu'à douze pouces de l'abdomen et semblaient vouloir entraîner le ventre avec eux, occasionnant au patient des douleurs beaucoup plus vives que celles que cause le Varicocèle, et accompagnées de selles liquides comme dans la dyssenterie.)

---

## PLANCHE 8.

### Testicule non descendu.

Une autre maladie à laquelle est sujet le sexe masculin est un *Testicule non descendu* chez un adulte, comme le montre la Planche 8, *Fig.* 1.

A. Le *Testicule non descendu*, cause fréquente d'impuissance.

B. L'*Épididyme.*

C. D. Les *Vaisseaux spermatiques* et le *Conduit déférent.*

E. Le *Péritoine*, revêtant les *Muscles abdominaux.*

F. Le côté droit du *Scrotum*, contenant le testicule droit dans un état sain.

G. Le côté gauche du *Scrotum* vide; le testicule est resté dans l'aine, n'ayant pas traversé l'anneau inguinal avant la naissance.

Les *Fig.* 2 et 3 représentent le *Testicule* du côté droit *détruit* par les effets de la masturbation, et produisant invariablement le manque total d'érection et de désir pour le rapprochement sexuel.

### Évaporation, ou Destruction du Testicule.

La *Destruction* du *Testicule*, telle qu'elle est montrée dans la Planche 8, *Fig.* 2 et 3, est l'effet de l'inflammation et de l'absorption du corps glanduleux, qui a lieu plus fréquemment à l'âge de la puberté qu'à toute autre période. L'inflammation, cependant, se présente quelquefois spontanément, ou sans cause évidente, et est souvent le résultat de la gonorrhée. En pareil cas, le testicule s'enflamme et se gonfle jusqu'au point de dépasser plusieurs fois sa grosseur naturelle. L'absorption commence ensuite à mesure que l'inflammation diminue, et continue jusqu'à la destruction complète du corps glanduleux.

C'est une circonstance remarquable que si un jeune garçon de quinze ans ou environ, vient à attraper une gonorrhée, elle est bientôt suivie de la destruction de l'un ou des deux testicules.

---

## PLANCHE 15.

### Cancer du Scrotum.

*Fig.* 1. La première apparence de cette maladie est celle d'une verrue sur le scrotum, qui prend bientôt la forme d'une croûte et qui continue à envahir sa surface. Si l'on frotte ou si l'on arrache cette croûte, la verrue paraît rouge et déchirée. Une nouvelle croûte se reforme sur la verrue, jusqu'à ce qu'un accident ou les progrès de l'ulcération l'enlèvent, et alors la surface prend un aspect décidément vasculaire et laisse écouler une sérosité sanguinolente. Au commencement de la maladie le patient éprouve une démangeaison fatigante, mais à mesure que le mal fait des progrès, des élancements se font sentir dans la partie. L'ulcération continue et s'étend jusqu'aux glandes absorbantes de l'aine, qui deviennent dures, enflées et ulcérées ; puis lorsque le testicule est envahi

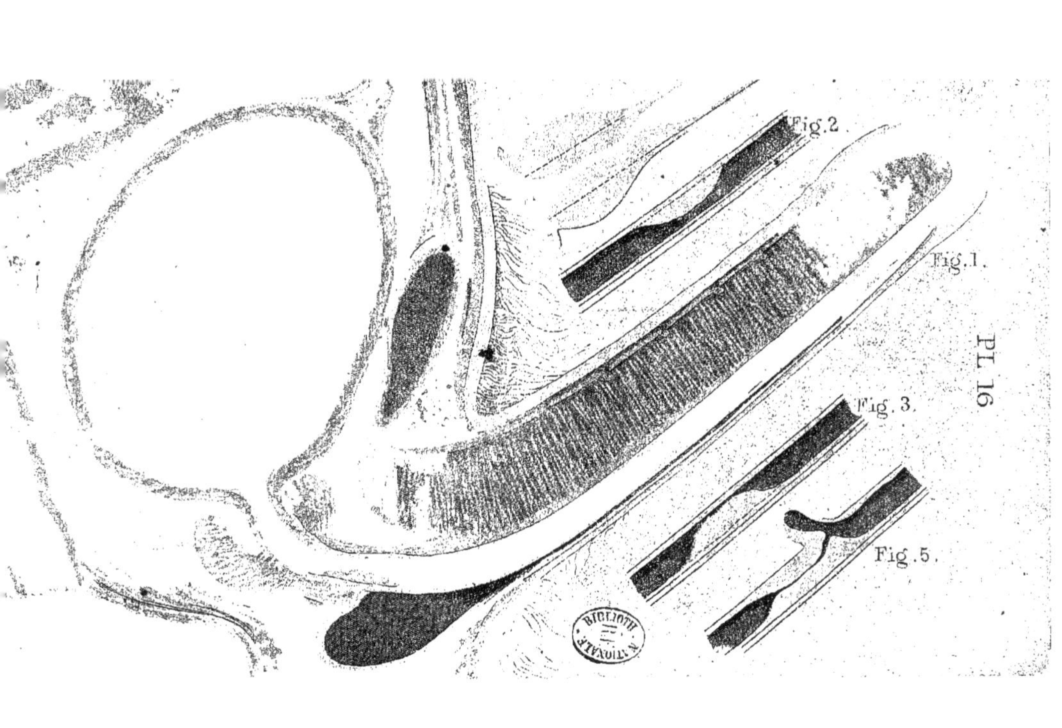
Fig.2
Fig.1
Fig. 3
Fig.5
Pl. 16

par la maladie, les glandes lombaires deviennent dures et enflées à leur tour, et à moins qu'on n'emploie de prompts remèdes la vie du patient est menacée par le haut degré d'irritation constitutionnelle aussi bien que par l'affaiblissement que cause l'écoulement excessif.

### Abcès chronique.

La *Fig.* 2 représente le gonflement granulaire des testicules par suite d'un abcès chronique. Quant aux causes de cette maladie, c'est à tort qu'on la considère seulement comme une affection locale, car il y a des personnes chez lesquelles on rencontre une tendance constitutionnelle à en être affectées.

Elle se présente souvent chez les personnes scrofuleuses, mais plus ordinairement elle provient d'une constitution usée et ruinée par l'intempérance, chez des individus dont les forces vitales sont diminuées, soit par un usage trop prolongé du mercure pour guérir des chancres obstinés et indolents, soit par une exposition trop fréquente à l'humidité, au froid ou à la fatigue, soit enfin par l'excès des plaisirs vénériens; mais la cause la plus fréquente est l'écoulement urétral.

---

## PLANCHE 16.

### Rétrécissements de l'Urètre.

Il y a trois sortes de Rétrécissement que l'on dénomme ainsi : le Rétrécissement permanent, le Rétrécissement spasmodique, et le Rétrécissement inflammatoire.

Le *Rétrécissement permanent* est le résultat d'un épaississement de l'urètre par suite d'une inflammation chronique. Le *Rétrécissement spasmodique* provient d'une contraction des muscles avoisinant l'urètre, ou de l'urètre même. Le *Rétrécissement inflammatoire* est produit par l'inflammation aiguë qui suit généralement une gonorrhée aiguë.

Au commencement de la formation de tout Rétrécissement permanent, il y a rétention de quelques gouttes d'urine dans l'urètre, alors que la totalité semble s'en être écoulée; de manière que, lorsque le pénis est rentré dans le vêtement, le linge se mouille légèrement, et si l'on presse le dessous de l'urètre, il s'en échappe encore quelques gouttes. Puis il se manifeste de l'irritation dans la vessie; ce qui fait que la personne ne peut dormir aussi longtemps que d'ordinaire sans uriner. Un homme en bonne santé n'est pas obligé de vider sa vessie pendant huit ou neuf heures, et quelques-uns même peuvent attendre plus longtemps; mais celui qui a un Rétrécissement ne peut conserver ses urines plus de trois ou quatre heures, et quelquefois beaucoup moins longtemps.

Une autre circonstance dans le Rétrécissement (et c'est un pronostic certain de l'existence d'un Rétrécissement), c'est la division du jet de l'urine; tantôt le jet se sépare en deux, devenant fourchu; *tantôt il est spiral;* d'autres fois il forme comme un fourreau mince. En outre, il y a un écoulement de l'urètre qui rend le linge d'un blanc bleuâtre, semblable aux taches produites par les émissions nocturnes. Si le malade monte beaucoup à cheval, l'urine est d'une couleur foncée, ce qui dépend du degré d'irritation qui existe dans l'urètre.

Ce que l'on observe ensuite, c'est l'écoulement d'une quantité considérable de mucus qui sort avec l'urine; l'urine au moment où elle est rendue est aussi transparente qu'à l'ordinaire, mais lorsqu'elle est refroidie, le mucus se précipite au fond du vase, où il a un aspect visqueux et adhère aux parois. A mesure que l'inflammation de la membrane augmente, l'urine devient jaune, mais si on la laisse refroidir le mucus se précipite. Quand la maladie est d'une nature très-grave, l'urine devient tout à fait blanche. Si l'urine est sanguinolente, c'est une preuve que l'ulcération a commencé. Les parties de l'urètre qui sont le plus ordinairement sujettes à se rétrécir, sont celles-ci : D'abord la partie antérieure au bulbe, à l'endroit où il s'unit au corps spongieux. Cette partie est naturellement contractée et petite, comme on le voit dans la Planche 16, *Fig.* 1; il y a encore une autre partie sujette au Rétrécissement, qui est près du gland.

Nous Rencontrons encore le Rétrécissement dans la portion membraneuse de l'urètre, c'est-à-dire la partie entre le bulbe et la prostate (*voy.* Planche 16, *Fig.* 1). Puis vient la prostate elle-même (*voy.* Planche 16, *Fig.* 4).

Dans quelques cas de Rétrécissement, nous trouvons une accumulation de matière adhésive dans la partie supérieure de l'urètre (*voy.* Planche 16, *Fig.* 3). La dernière figure de Rétrécissement (*voy.* Planche 16, *Fig.* 5) représente l'urètre déchiré par une bougie maladroitement introduite par un patient, rendu fou parce qu'il ne pouvait pas rendre ses urines; cet individu força une bougie, à ce qu'il crut, à travers l'étranglement, mais au lieu de cela il avait déchiré l'urètre et une partie du corps caverneux; l'inflammation s'ensuivit, et la mort vint terminer ses souffrances; tandis que si une bougie d'une grosseur convenable eût été adroitement introduite, *sa vie* aurait pu être préservée.

---

# DE LA VIRILITÉ;

DES CAUSES

DE

# SON DECLIN PREMATURÉ, ETC., ETC.

## L'ONANISME.

Le mot MASTURBATION, de *manus*, la main, et *stupro*, je corromps, est le terme dont on se sert le plus ordinairement pour exprimer l'idée que l'Écriture sainte rend par le mot ONANISME, ou le péché d'Onan. Comme ce dernier mot, cependant, exprime d'une manière plus frappante et le vice dégoûtant lui-même et le châtiment qu'il entraîne à sa suite, nous l'avons choisi pour le mettre en tête de cet article.

Il y a, nous le savons, beaucoup de personnes qui, par un sentiment poussé trop loin de modestie excessive, désapprouvent la publication de livres semblables à celui-ci. Elles pensent que la lecture de ces ouvrages tend à produire, chez beaucoup de personnes des deux sexes, qui n'y auraient peut-être jamais pensé, l'habitude abominable dont ils traitent, et dont ils ont pour but de prévenir les funestes effets ou d'y porter remède. Nous admettrons volontiers que cette objection aurait un grand poids, si la pratique de ce vice n'était pas aussi généralement répandue. Malheureusement nous savons de science certaine, par la position que nous occupons comme médecin, que cette habitude est si bien connue et tellement commune, que la lecture de ce livre n'aidera en rien à la propager; ce n'est pas la *théorie* qui peut faire courir le danger de rendre plus général et plus attrayant un vice qui n'est que trop fortement établi et trop profondément enraciné dans nos mœurs par la force invincible de la *pratique.* Il y a plus, nous n'hésitons pas à dire qu'il y a tout lieu de croire qu'on ne saurait adopter de moyens plus efficaces pour prévenir l'habitude de la masturbation, que de signaler aux personnes des deux sexes les conséquences effrayantes qui en résultent infailliblement pour l'esprit et le corps.

Il est inutile, tout le monde le comprendra, de définir ici les termes d'*Onanisme* et de *Masturbation.* Nous nous bornerons donc à signaler les *causes* qui conduisent la jeunesse à se livrer à cette sale habitude, à en énumérer les funestes résultats et à indiquer les meilleurs moyens que l'hygiène et la médecine enseignent pour prévenir ce vice ou guérir les effrayantes maladies qu'il entraîne avec lui.

C'est une opinion partagée par beaucoup de médecins distingués, opinion que semble confirmer un grand nombre de faits bien avérés, que les maladies causées par la masturbation deviennent de plus en plus fréquentes à mesure que la civilisation est plus avancée. Ce malheureux résultat ne peut cependant en aucune manière être rapporté nécessairement ni naturellement aux progrès croissants de la société ; il n'en provient que d'une manière secondaire, — et nous avons la conviction qu'il serait très-possible, en écartant les circonstances qui favorisent et augmentent la corruption de la morale publique, sinon de supprimer complétement la funeste habitude de la masturbation, de diminuer au moins considérablement le nombre de ses malheureuses victimes. Comme l'un des moyens les plus sûrs d'arriver à ce but désirable, nous prendrons la liberté de recommander que l'on attache plus d'importance à l'éducation *morale* des enfants, presque entièrement négligée de nos jours, où l'on semble plus désireux de hâter le développement des facultés *intellectuelles* et de garnir l'esprit de la jeunesse d'une multitude de notions dans les diverses branches des sciences et des arts, que de cultiver leurs facultés *morales* et les diriger vers la pratique de la vertu.

C'est principalement parmi la jeunesse des deux sexes que l'onanisme étend ses ravages ; ce qui est d'autant plus malheureux et à déplorer que la société par là se trouve frappée à sa racine, puisque ce vice tend immédiatement et directement à la détruire, en énervant et affaiblissant ceux-là mêmes que la nature et le Dieu de la nature avaient destinés à l'orner et à la conserver. *Combien ne voyons-nous pas chaque jour se présenter devant nos yeux de ces tristes objets, affaiblis et décharnés, le visage pâle et hagard, les yeux enfoncés, qui ne sont redevables de leur misérable état d'épuisement qu'à la masturbation!* Maintenant, devenus incapables de rien faire pour eux-mêmes ou pour leurs amis, ils traînent une vie complétement inutile aux autres et à charge à eux-mêmes, au milieu d'une société qui les méprise. Le moraliste et le législateur, mais par-dessus tout le médecin, feraient bien de diriger toute leur attention vers ce sujet vraiment important, et de s'efforcer de prévenir des résultats si effrayants. Toutefois, c'est au médecin qu'il appartient plus particulièrement de signaler les tristes effets de ce fléau redoutable, aussi bien que les moyens les plus propres à les prévenir ou à y remédier.

Les plus habiles médecins sont d'opinion que le développement du système nerveux et la prédominance d'action qu'il a sur les autres parties de l'organisme, sont les causes les plus influentes de la masturbation. On remarque rarement ce vice chez les personnes robustes et bien constituées, dont les organes musculaires et digestifs sont complétement développés; ces personnes sont plutôt portées à prendre les exercices du corps et à satisfaire leur penchant pour les plaisirs de la table, qui prennent une trop grande part dans leur esprit pour leur permettre de se livrer à d'autres goûts. Le développement excessif de la sensibilité nerveuse, source fréquente de tant d'actions dignes d'éloge ou de tant de fautes énormes, et qui, suivant la direction qu'on lui imprime, produit les résultats les plus brillants ou les plus honteux, provient soit de la disposition naturelle, soit de l'éducation première. L'enfance de l'homme se fait remarquer par la prédominance du système nerveux sur toutes les autres parties du corps. Chez tous les enfants, les parties centrales de ce système, telles que le cerveau et l'épine dorsale, sont presque arrivées à une organisation parfaite, à une époque où les organes de la locomotion et les autres parties de la machine n'ont encore atteint qu'un degré relatif d'imperfection. Les organes des sens, aussi, quoique impropres à aucun usage au moment de la naissance, se développent rapidement et sont bientôt en état de remplir leurs fonctions. C'est immédiatement après la première enfance, à l'époque où les facultés du nouvel être commencent à se développer avec énergie, qu'il court les plus grands dangers. Si alors un malheureux accident, ou comme cela arrive trop fréquemment, les attouchements indélicats d'une main étrangère, dévoilent au jeune sujet ce qu'on peut considérer à cet âge comme un nouveau sens, il se manifestera aussitôt vers les parties génitales une concentration plus ou moins grande des forces vitales, et guidé par un plaisir trompeur, l'infortuné se livrera avec furie à *un vice qui l'aura bientôt perdu, ou qui attirera sur lui des maux plus terribles que la mort même.*

Les enfants sont, on peut le dire, surabondamment pourvus de sensibilité, et c'est de la direction qu'on donne à cette faculté que dépend leur chance dans cette vie. Il arrive quelquefois que, par une disposition naturelle du système, les parties génitales, étant très-développées et d'une sensibilité exquise, deviennent de bonne heure un centre d'écoulement vers lequel se portent les forces vitales; elles poussent alors, machinalement et en quelque sorte imperceptiblement, l'individu ainsi organisé et prédisposé par la nature, à commettre des actes solitaires, sans qu'il ait la moindre idée de leur but ou de leur fin, et le conduisent, comme malgré lui, à l'habitude de la masturbation. Il existe des observations où l'on rapporte qu'on a connu de très-jeunes enfants qui avaient instruit leurs parents des sensations qu'ils éprouvaient, et qui les avaient suppliés d'adopter quelque mesure pour les empêcher de se tourmenter sans cesse; il y a plus, nous avons lu plusieurs exemples d'enfants au berceau qui étaient constamment en érection, et qui étaient ainsi amenés à stimuler encore plus leurs organes génitaux en y portant les mains, poussés par l'instinct seul, ce qui les maintenait dans un état presque continuel d'excitation. N'est-il pas évident que plus un individu approchera de cet état extrême où les organes génitaux ont devancé les autres parties du système, plus les causes qui excitent ces organes agiront avec force sur lui et produiront les tristes effets que l'un des objets de ce traité est de décrire.

C'est surtout, nous sommes porté à le croire, dans les grandes écoles où les jeunes gens des deux sexes sont réunis en grand nombre, que l'habitude de la masturbation est le plus commune. L'éducation publique, nous le reconnaissons volontiers, est l'un des résultats utiles d'une civilisation avancée; mais ses plus zélés défenseurs doivent convenir qu'elle a de très-graves inconvénients. Il est extrêmement difficile, pour ne pas dire impossible, d'exercer sur de grandes réunions d'enfants cette stricte surveillance, qui est nécessaire pour prévenir la corruption morale dont nous allons traiter. *Tissot* raconte que « tout un collége, en Suisse, trompait » quelquefois, par cette manœuvre, l'ennui, et » cherchait à éviter le sommeil que leur inspi- » raient les leçons d'une métaphysique scolastique » qu'un très-vieux professeur leur faisait en dor- » mant. »

Telles sont les principales circonstances qui favorisent la dépravation des mœurs et répandent la pratique de la masturbation parmi les garçons.

Ayant maintenant considéré les causes les plus influentes qui conduisent à l'habitude de l'onanisme, nous allons examiner les terribles effets qui en sont la conséquence. Les résultats effrayants produits soit par les excès vénériens, soit par la funeste habitude de la masturbation, ont été décrits dans les ouvrages des médecins les plus éminents de tous les siècles. Ils s'accordent tous dans leur description de l'état déplorable auquel ces deux causes peuvent réduire les personnes les plus fortes et les plus robustes. Suivant eux, l'excitation continuelle des organes de la génération peut donner lieu à presque toutes les maladies aiguës ou chroniques qui sont susceptibles de troubler l'harmonie de nos diverses fonctions; ainsi on a reconnu que des fièvres de différents caractères, des altérations organiques variées, des consomptions plus ou moins rapides, des affections du système nerveux de plusieurs sortes étaient les conséquences plus ou moins fatales de ces excès que condamnent également le moraliste et le médecin. Les meilleurs écrivains, cependant, semblent plutôt s'attacher à faire le catalogue des maladies nombreuses que peut engendrer la masturbation, qu'à montrer d'une manière satisfaisante la corrélation entre cette cause et les effets observés. Ainsi un auteur nous dit qu'après des excès dans l'acte de la génération, l'estomac se dérange, le corps entier s'affaiblit, l'individu qui s'y est livré devient pâle et amaigri, les yeux sont creux, etc. Un autre dit que les trop grandes pertes de semence produisent une foule de maladies, — telles que l'apoplexie, la léthargie, l'épilepsie, les tremblements, la paralysie, des spasmes, la perte de la vue, etc. N'est-il pas évident pour tout le monde que la lecture de ces passages doit laisser dans l'esprit une sorte de vague et d'indécision qui ne lui permettent pas de placer une confiance implicite dans la réalité des phénomènes rapportés; et que non-seulement l'homme du monde, qui n'a point de connaissances médicales, mais encore le médecin lui-même sera embarrassé pour se rendre compte d'effets si différents produits par une seule et même cause? Des assertions si générales ont encore un autre inconvénient, c'est de faire soupçonner les auteurs d'exagération;

ils affaiblissent par là l'importance de leurs avis et provoquent chez les jeunes gens le mépris d'un danger qu'ils ne savent pas même exister. Ce n'est qu'après avoir examiné le rôle important que jouent dans l'économie animale les organes de la génération dans l'un et l'autre sexe, et après avoir étudié le mode d'après lequel agissent les causes qui les excitent et les effets ordinaires de leur action modérée, que nous pourrons montrer, d'après les lois de la physiolog'e, à quels résultats désastreux leur action continuelle peut donner naissance. Dans ces recherches, notre seul guide sera l'observation attentive des faits; nous nous efforcerons d'éviter les exagérations dans lesquelles sont tombés certains auteurs; la nature parle avec une clarté suffisante sur cette matière. On défigure les tableaux qu'elle présente en chargeant les couleurs, et loin de servir sa cause on affaiblit la force de ses leçons.

L'appareil qui constitue dans les deux sexes les organes génitaux, se lie par la sympathie la plus intime au système nerveux et aux voies digestives; ces rapports sympathiques étaient indispensables pour l'accomplissement régulier des fonctions de la génération; en effet, c'est en produisant une impression plus ou moins vive sur les organes des sens, que les individus d'un sexe agissent sur ceux de l'autre et excitent en eux ces désirs ardents dont le but est la copulation. C'est au moyen de la sensibilité nerveuse ainsi excitée, que les organes de la génération parviennent à cet état de tension qui les rend propres à l'accomplissement de leurs fonctions particulières. L'influence que les parties centrales du système nerveux exercent sur les organes génitaux, et par laquelle ceux-ci sont jetés dans un état d'orgasme plus ou moins violent, possède une puissance réflective; les organes génitaux, stimulés par la semence accumulée dans leurs réservoirs, plongent souvent la masse cérébrale dans un état d'excitation qui lui ôte le pouvoir d'agir librement et rend l'individu insensible à la voix de la raison expirante. Ces deux parties importantes de l'organisme—*le cerveau et les organes sexuels*—peuvent être considérées, dans la jeunesse, comme réfléchissant mutuellement les impressions qu'elles reçoivent, et s'excitant réciproquement de la manière la plus vive et la plus directe.

C'est par l'examen attentif de ces faits nombreux et extrêmement variés que nous nous expliquons comment l'exercice habituel des organes génitaux, soit par le coït, soit par la masturbation, peut dominer la volonté de l'individu au point de le contraindre à se livrer à ces manœuvres, dont le but est de satisfaire le stimulus vénérien. Dans la plupart des cas, une fois l'acte honteux consommé, d'amers regrets le suivent invariablement; mais à mesure que les organes ont obtenu du repos, on oublie bientôt les résolutions qu'on avait prises, et que l'on croyait inébranlables, de renoncer à cette funeste pratique.

L'appareil digestif ne se lie pas moins intimement aux organes de la génération que le système nerveux. Il serait évidemment impossible à l'individu le plus robuste de suppléer à la diminution considérable des forces occasionnée par la perte de la semence, si le corps n'était abondamment pourvu d'éléments réparateurs convenablement élaborés. Une des circonstances les plus favorables à l'acte de la génération, c'est l'excitation modérée du système gastrique par une bonne alimentation et une petite quantité de boissons alcooliques. C'est par suite de cette liaison sympathique entre l'appareil digestif et l'appareil reproducteur, que l'exercice modéré du dernier a pour effet de surexciter les fonctions de l'estomac, et de rendre l'appétit plus vif et la digestion plus rapide. Les jeunes gens qui se livrent avec excès aux plaisirs vénériens ou à la pratique de la masturbation, sont très-remarquables à cet égard ; on les voit souvent tourmentés par une faim presque insatiable, manger à toute heure du jour, sans que leur croissance ou leur embonpoint fasse des progrès proportionnés à cette excessive consommation d'aliments. Bientôt, au contraire, la pâleur de leur teint, la faiblesse et la maigreur de leur corps prouvent de la manière la plus évidente qu'il y a en eux une irritation, qui détournent de leur véritable canal les substances nutritives et arrête le developpement et l'accroissement du corps entier.

Ces considérations préliminaires nous autorisent évidemment à tirer la conclusion que c'est sur les systèmes nerveux et digestif que l'habitude exagérée de la masturbation exerce surtout son influence. L'expérience démontre pleinement que c'est à la lésion de ces deux ordres d'organes qu'il faut rapporter la plupart des nombreuses maladies causées par cette funeste habitude, et la pathologie confirme les déductions tirées de l'observation physiologique.

Les personnes adonnées à la masturbation éprouvent fréquemment après chaque émission de la liqueur séminale, ou, si l'individu est trop jeune, après la simple convulsion des muscles éjaculateurs, un affaiblissement marqué des facultés intellectuelles ; cette faiblesse est dans quelque cas portée à un tel degré, que toute application de l'esprit devient impossible, et qu'un profond sommeil s'empare de l'individu. Cet effet se dissipe promptement et les fonctions cérébrales se rétablissent aussitôt ; mais, selon que la pratique a duré plus longtemps ce rétablissement se fait attendre davantage, et il arrive quelquefois que toute faculté de penser est détruite complétement et d'une manière permanente. Les autres parties du système nerveux prennent également part à cette grave affection de l'encéphale. Les organes des sens, et plus particulièrement du sens de la vision, perdent invariablement leur sensibilité et deviennent enfin incapables de remplir leurs fonctions.

Chez d'autres individus, l'exercice exagéré des organes de la génération, ou la masturbation, occasionne l'*aliénation mentale* — temporairement ou d'une manière durable; quelquefois l'épilepsie est le résultat de cette pratique. — Cela provient évidemment de l'irritation du système nerveux, et il y a peu de médecins qui n'aient observé des cas où cette affection était produite, entretenue ou aggravée par cette funeste habitude.

L'excitation des organes génitaux produit dans cette partie du système une irritation permanente, qui exerce sur les voies digestives une influence analogue à celle d'autres organes, bien que les effets en soient plus rapides. Ainsi, tandis que la malheureuse victime qui se livre à l'abominable pratique de la masturbation, perd à la fois ses facultes physiques et morales, le canal alimentaire, irrité d'une manière sympathique, semble d'abord redoubler ses efforts pour réparer les pertes excessives qu'a subies la machine; mais à mesure que l'excitation des organes génitaux, étant devenue habituelle, perpétue et accroît le mal, les fonctions de l'appareil digestif se troublent; une sensibilité extrême de l'estomac et une diarrhée qui va en augmentant par degrés, annoncent une inflammation secondaire de ce viscère. Les puissants efforts qu'est obligé de faire l'estomac pour compenser les pertes occasionnées par l'onanisme, constituent la cause principale qui prédispose cet organe à l'irritation et favorise l'effet de la sympathie par laquelle il se lie au système de la génération. Nous nous souvenons d'un jeune homme qui, presque constamment après s'être livré avec excès au coït, souffrait de sévères attaques de colique suivies d'une abondante diarrhée et d'un insupportable ténesme.

Tel est, la plupart du temps, l'effet produit sur les organes digestifs par la funeste pratique de la masturbation. Dans certains cas où une grande sensibilité de l'estomac et des intestins vient se joindre à l'influence qu'exerce directement sur le cerveau l'irritation de l'appareil génital et des voies digestives, on remarque une faiblesse générale provenant de l'inaptitude de l'estomac à remplir ses fonctions. Cette combinaison de sensations désagréables jette bientôt le malade dans une profonde mélancolie, qu'il est très-difficile de dissiper.

Outre l'action que les organes génitaux, dans l'état constant d'irritation produit par la masturbation, exercent sur les systèmes nerveux et digestif, ils agissent avec encore plus d'énergie sur les organes de la voix et de la respiration; les physiologistes ont presque toujours observé la liaison intime et sympathique qui unit l'appareil vocal à celui de la génération; on sait quels changements remarquables opère la puberté dans la force et l'intonation de la voix. Il y a peu de personnes qui n'aient remarqué la grande influence que l'abus du coït et surtout de l'onanisme exerce sur le développement de la voix et sur l'étendue et la variété des sons qu'elle émet. Une autre observation que l'on a souvent faite, c'est que les personnes qui se livrent à la masturbation ont la poitrine remarquablement étroite, et, qu'au moindre effort qu'elles font, elles éprouvent une grande difficulté à respirer; la plupart de ces malheureuses victimes sont très-sujettes à des catarrhes chroniques ou à de plus graves affections de la poitrine, et sont enlevées ensuite par la consomption pulmonaire. Il serait inutile de citer ici, à l'appui de cette assertion, tous les cas qui se sont présentés dans notre propre pratique; tout médecin doit avoir rencontré des exemples du même genre. Dans certains cas, encore, les palpitations et les maladies organiques du cœur et des grands vaisseaux sont les tristes résultats de la masturbation.

Un examen superficiel des phénomènes qui ont lieu durant l'acte du coït nous mettra à même d'expliquer pourquoi de telles maladies sont produites par l'usage immodéré, et surtout par l'usage contre nature des organes génitaux. Durant l'extrême excitation de ces organes qui précède et accompagne l'émission de la semence, l'individu semble plongé dans un paroxysme d'épilepsie ; sa face devient rouge ; sa respiration précipitée, ses membres agités par des convulsions, et, complétement absorbé par l'intensité de ses sensations, il demeure insensible à tout autre objet. Par de tels efforts le sang s'accumule dans la poitrine et dans le cœur, dont l'action alors redoublée le chasse à travers les poumons ou vers la tête, où il détermine une violente congestion, état qu'on a vu plus d'une fois se terminer fatalement par l'apoplexie. De cette manière, on explique facilement les morts subites qui arrivent soit immédiatement après le coït, soit quand on se livre à cet acte après un bon repas. Alors, durant les puissants efforts que fait le cœur pour se débarrasser de la grande quantité de sang qui l'oppresse, l'action vive et précipitée de cet organe peut donner lieu à des palpitations plus ou moins violentes, ou bien ses cavités peuvent acquérir la disposition organique qui se termine quelquefois par un anévrisme. C'est alors, encore, que les poumons, réagissant fortement sur la quantité excessive de sang qu'ils reçoivent, paraissent contracter ces irritations premières qui, augmentant sans cesse avec la répétition des mêmes actes, donnent bientôt naissance aux phénomènes de la consomption pulmonaire. Ceci nous rappelle le cas d'un patient qui, pendant l'acte même, fut saisi soudainement par des palpitations si violentes, qu'il aurait expiré s'il ne se fût arrêté sur-le-champ. On cite encore le cas d'un homme qui, s'étant marié pour la seconde fois à un âge avancé, éprouva, quand il voulut consommer le mariage, une sensation si pénible de suffocation, qu'il fut obligé pour cette fois de suspendre ses efforts ; il éprouva la même sensation chaque fois qu'il voulut approcher sa femme, et fut ainsi complétement empêché de satisfaire ses désirs. Pour remédier à cela, il consulta plusieurs médecins, mais sans succès ; enfin il eut recours à un charlatan qui entreprit hardiment sa guérison. Après l'avoir traité quelquetemps, il l'assura qu'il était complétement guéri, et lui recommanda de renouveler ses efforts ; le malheureux suivit l'avis de son digne docteur, et mourut dans l'acte.

Le mariage a été institué par le divin Créateur, dès le temps de l'innocence primitive de l'homme, pour assurer son bonheur et la perpétuité de sa race. La sagesse de cette institution a été éprouvée et reconnue dans tous les âges ; mais avant de prendre un parti si important, il faut y mettre de la prudence : je conseillerais donc au malade de bien se convaincre de sa complète guérison et d'obtenir l'assentiment de son médecin, avant de risquer son bonheur et celui d'un être qui doit lui être le plus cher, par un engagement qu'il ne pourrait plus rompre honorablement, et qui, s'il n'est parfaitement rétabli, unira la difformité physique et l'affliction mentale à l'innocence et à la faiblesse.

On m'a souvent demandé mon opinion à l'égard de la fréquence avec laquelle peut avoir lieu la répétition du rapprochement sexuel, sans nuire, dans un avenir plus ou moins prochain, à la constitution générale. Mais, comme il est bien peu d'individus, particulièrement au début de la vie, qui sachent se diriger, sur ce point intéressant, par des règles de prudence, à moins d'y être contraints par une impossibilité physique, nous affirmons seulement que les rites de Vénus doivent être circonscrits dans les limites de la tempérance, et qu'aucun stimulant inutile ne doit être employé pour provoquer l'action de cette fonction naturelle ; car le coït pour les hommes, de même que la menstruation pour les femmes, a souvent pour terminaison un grand nombre de maladies. Beaucoup dépend de la force naturelle de la constitution, de la disposition particulière de l'individu et de son penchant aux plaisirs vénériens, comme aussi du soin qui a présidé à son développement durant la période de sa croissance ; il y a encore à considérer, dans de certaines limites, beaucoup d'autres circonstances d'un caractère général ou local ; car, chez quelques-uns, la chasteté est sans mérite.

Je ne connais aucune fonction de mécanisme animal qui dépende autant de l'esprit que celle-ci ; car, bien que le rapprochement sexuel soit un acte composé du corps et de l'esprit, son énergie essentielle, son stimulant particulier dérive de l'esprit ; et c'est en raison de cette énergie que l'acte est accompli. Ainsi, par un acte qui est un composé inexplicable de plaisir et de langueur, des êtres organiques ont reçu le pouvoir de procréer d'autres êtres semblables à eux-mêmes; ou plutôt, une partie essentielle d'eux-mêmes s'est séparée dans l'acte, la puissance de cette séparation étant concentrée dans les organes génitaux. Dès que le sperme est sorti, la langueur et l'abattement succèdent à l'effort plus considérable employé par le mâle ; et, à ce moment, son office est rempli, et une opération nouvelle et compliquée a lieu chez la femelle. Mais quel est le caractère de cette opération qui se passe dans l'utérus de la femelle, lorsque, après avoir ressenti le plus délicieux et le plus vif des plaisirs sensuels, si elle a été convenablement fécondée, elle est à la veille de donner l'être et la vie à son enfant, c'est ce que nous ignorons.

De là, il paraît bien évident que le sperme est de la plus grande importance pour l'économie animale; que si l'émission en est fréquemment provoquée par une excitation exagérée, les parties s'affaiblissent; et que si cette excitation est poussée trop loin, elle cause l'impuissance, en rendant le sperme si clair, qu'il produit des taches jaunes sur le linge. Ce sperme n'a pas eu le temps de s'élaborer, et il est émis sans désir ou sans volonté ; quelquefois la sécrétion a lieu si rapidement, que le moindre frottement sur le gland, la marche même, ou une course à cheval en procurent l'émission. Ici, néanmoins, nous désirons qu'il soit bien compris que tous les organes se perfectionnent et acquièrent de la force par l'exercice convenable et naturel de leurs fonctions, et qu'au bout d'un certain temps, ils accomplissent facilement les actes qui leur étaient d'abord difficiles.

Quant à l'acte en lui-même, on doit toujours considérer qu'il est utile à l'individu qui a acquis tout son développement, et on range avec raison l'émission du sperme parmi les évacuations nécessaires ; car, modifié conformément au mécanisme des circonvolutions si diverses et si compliquées des vaisseaux par lesquels il doit passer, le sperme obéit à une loi analogue à celle qui règle les évacuations, et, jusqu'à un certain point, l'abstention trop prolongée de son émission produit des symptômes semblables de dérangement. Ainsi donc, une évacuation trop considérable et trop longtemps continuée de ce fluide précieux non-seulement altère ses organes spéciaux, mais tôt ou tard affecte tout le système, en produisant des tremblements, des relâchements, de la faiblesse, etc.; tandis qu'une trop longue continence, non-seulement diminue l'énergie actuelle des passions propres à la jeunesse à l'époque de leur plus grande vigueur, mais conduit finalement à la répugnance pour les sublimes et attrayants plaisirs de l'union sexuelle, à une mauvaise disposition du corps et à des habitudes moroses de l'esprit ; car si le sperme est trop longtemps retenu dans ses réservoirs, il perd toutes ses qualités stimulantes, et les vaisseaux spermatiques s'oblitèrent, faute du sang nécessaire pour les détendre et activer leur action.

Un autre et non moins grand motif de consolation pour les affligés, c'est que, lorsque les maladies résultant de la masturbation et des excès sont guéries, les fonctions de la génération se rétablissent, et que la triste victime de sa propre folie recouvre la capacité de s'acquitter convenablement des devoirs d'un mari, et plus tard de ceux d'un père.

En outre des maladies déjà mentionnées comme résultant de l'onanisme et de l'excès des plaisirs vénériens — savoir, l'apoplexie, les maladies du cœur et la consomption pulmonaire, nous pouvons encore constater que les scrofules, le rachitis, la carie des vertèbres et les luxations spontanées de l'os de la cuisse sont les suites fréquentes de cet abus. Si tant de maladies sont occasionnées par cette habitude pernicieuse, combien d'autres affections qui, bien que dans l'origine elles n'en proviennent pas, en sont modifiées dans leur forme, aggravées dans leurs symptômes, et rendues opiniâtres et incurables! Plus d'une fois, il est arrivé qu'après nous être efforcé en vain de nous rendre compte des symptômes étranges et inaccoutumés que présentaient certaines maladies, comme aussi de la persistance avec laquelle elles résistaient à tout espèce de traitement, nous avons reconnu enfin que c'était la masturbation qui en était la cause primitive et qui les entretenait; et nous les avons vues céder graduellement à un traitement approprié sitôt que la funeste habitude cessait. Nous connaissons en ce moment même l'observation d'une personne affectée de mélancolie et dont la maladie mentale a récidivé plusieurs fois par l'abus des pollutions, alors même que son médecin ordinaire la croyait parfaitement guérie.

L'excitation fréquente des organes génitaux amène aussi des changements importants dans leur structure et dans leur sensibilité. Ainsi, les enfants qui se livrent à la masturbation sont remarquables par le développement précoce des organes extérieurs de la génération. Chez les jeunes garçons, le pénis et le scrotum sont plus gros que leur âge ne le comporte, tandis que chez les jeunes filles les lèvres sont plus allongées et la vulve plus grande qu'à l'ordinaire. Dans les deux sexes, cependant, ces organes, bien que plus développés, sont aussi plus lâches et plus mous que d'habitude, et l'érection en est plus lente et moins complète. La masturbation a encore pour effet de hâter l'époque de la puberté chez les deux sexes. Ainsi l'on voit quelquefois des garçons de onze à treize ans avoir le pubis garni de duvet et dont les testicules sécrètent une espèce de semence limpide et imparfaite ; nous en faisons la remarque, parce que nous la considérons comme d'une grande importance au point de vue pratique, d'autant plus que dans un cas où l'état du malade nous fait soupçonner qu'il se livre à la masturbation, l'apparence et la dimension des parties génitales peuvent bien souvent changer nos soupçons en certitude, et déterminer le mode de traitement à suivre pour remédier aux mauvais effets de cette habitude.

Les lésions graves des principaux organes du système produisent, comme nous l'avons vu, diverses maladies aiguës ou chroniques, dont la cause immédiate repose dans quelque affection soit du système nerveux, soit des organes qui servent à la respiration et à la circulation, soit enfin des différentes parties de l'appareil digestif ; mais les maladies aiguëes ne sont pas les suites les plus ordinaires de la masturbation, et les maladies chroniques mêmes dont elle est la source, ne constituent que le dernier terme de la carrière, que rend déjà si cruelle le cortége de maux qui l'accompagnent : c'est ainsi que nous avons souvent vu le grand épuisement du système nerveux, produit par la masturbation, altérer sérieusement la mémoire, et quelquefois même la détruire complétement. Les autres facultés intellectuelles souffrent également de cette pratique. *Nos hospices d'aliénés offrent beaucoup d'exemples de folie causée par cette funeste habitude.* Esquirol remarque que cet effet est plus fréquent chez les hommes que chez les femmes : il a constaté que sur vingt-trois individus privés de raison pour cette cause, il n'y avait que trois femmes. Le docteur Falret dit que l'affaiblissement de l'intelligence et surtout de la mémoire caractérise plus particulièrement l'aliénation mentale des masturbateurs ; d'autres ont remarqué que la démence, la mélancolie ou la disposition au suicide sont les résultats les plus habituels de la masturbation, qui est aussi, suivant eux, l'une des causes de la fatale paralysie qui complique si souvent ces affections.

« La faiblesse musculaire que produit cette abominable pratique n'est pas le moins remarquable de ses résultats ; rien de plus commun dans les grandes villes que de rencontrer des jeunes gens au dos voûté, à la démarche chancelante, incapables de supporter la moindre fatigue, et présentant quelques-uns des symptômes de la caducité réunis aux prétentions de la jeunesse. L'œil enfoncé, cave et terne, les traits amaigris et le front ridé, le corps anguleux et décharné, sont autant de signes de la ruine complète de leur constitution physique et de leurs facultés intellectuelles. C'est alors que se développent chez ceux qui se rappellent ce qu'ils ont été et qui voient où ils sont arrivés, une profonde mélancolie et cet invincible dégoût de toutes les jouissances de la vie, qui trop souvent finit par le suicide. C'est dans de telles circonstances que se montrent ces affections hypocondriaques qui poussent leurs victimes à fuir la société, et leur font éprouver des maux que leur sensibilité exquise rend très-douloureux, mais que ceux qui les entourent considèrent comme purement imaginaires. C'est à cette période enfin, et après qu'ils ont souffert plus ou moins longtemps, suivant la vigueur de leur constitution, que la gastrite et l'entérite chroniques se manifestent, ou que l'inflammation désorganisatrice des poumons, causée par ces funestes excès, termine la déplorable existence des malheureuses victimes de la masturbation. »

Si l'on compare entre eux les fâcheux effets de l'abus du coït et ceux de la masturbation, on reconnaît que les causes qui se combinent pour rendre dangereux les excès du premier genre, agissent avec bien plus de force encore dans ceux du second, et que plusieurs circonstances particulières à ces derniers en rendent la répétition fréquente beaucoup plus sérieuse. On sait, en effet, que l'homme qui se livre à la dégradante et solitaire pratique de l'onanisme, éprouve pendant un temps considérable une rigidité générale des membres : cet état de tension est quelquefois porté si loin, qu'il en ressent des crampes très-douloureuses, et que la fatigue le contraint à renoncer momentanément à cette manœuvre pour prendre du repos. Il suffit d'observer les circonstances qui accompagnent la masturbation pour se convaincre que le système nerveux doit en être directement affecté, non-seulement en raison des contractions violentes et continues qu'elle occasionne dans tout le système musculaire, mais à cause aussi de la prodigieuse tension de l'imagination qui s'élève dans cet acte au plus haut degré, afin de représenter à l'infortuné victime de l'onanisme les objets fantastiques de ses dégoûtants transports. Ce qui contribue encore à rendre l'onanisme plus dangereux qu'un coït excessif, c'est qu'il est beaucoup plus aisé de s'adonner à la première de ces deux pratiques que d'abuser de la seconde ; car lorsqu'un homme se livre sans réserve aux plaisirs de l'amour, la fatigue qu'il ressent bientôt, de même que sa compagne, a pour effet de l'empêcher de s'épuiser, tandis qu'au contraire il n'y a pas de frein qui puisse arrêter le masturbateur. L'un est ordinairement forcé d'attendre le moment favorable pour s'abandonner à sa passion — tous les moments sont bons pour l'autre — il n'a besoin que de la solitude pour satisfaire son funeste penchant : il porte constamment avec lui l'aiguillon qui le tourmente ; tantôt c'est son imagination qui excite ses organes, tantôt ses organes qui enflamment son imagination ; tandis que le premier, excité seulement par la présence de personnes de l'autre sexe, trouve un remède facile dans leur absence. Rien ne peut distraire ou arrêter l'attention de celui qui se livre à l'onanisme ; mille circonstances, au contraire, viennent captiver sans cesse l'attention de l'homme adonné aux femmes.

Quoi qu'il en soit, les dangers de la masturbation proviennent relativement moins du peu d'obstacles qu'elle rencontre et de l'état d'exaltation qui l'accompagne, que de l'époque de la vie à laquelle on s'y abandonne. Les causes diverses, les empêchements qui s'opposent à l'accomplissement du coït avant un certain âge, n'existent pas dans le cas de l'onanisme ; aussi voit-on quelquefois de très-jeunes enfants s'y livrer. Les jeunes garçons s'y adonnent avec fureur. Maintenant qu'on nous permette quelques réflexions sur les suites de cette pratique. Le penchant à la génération, qui sous des circonstances normales et naturelles ne se montre pas avant que le développement physique des organes soit complet, ou au moins fort avancé, et que leur condition ait acquis ce caractère particulier appelé tempérament, qui d'ailleurs se fait attendre jusqu'à ce qu'il puisse être satisfait légitimement et sans aucun danger ; ce penchant, disons-nous, provoqué prématurément, arrive au milieu des progrès naturels de la croissance avec son cortége si contraire à la nature d'excitations morales, de luttes sensuelles et de pollutions physiques. Un système d'organes qui n'aurait dû entrer en fonction qu'à une époque plus avancée est violemment mis en exercice au milieu d'autres dont le développement devait naturellement précéder le sien : il réclame une part de cette force et de cette substance qui ne lui étaient pas destinées, et crée ainsi, par son influence, une source de troubles qui viennent s'ajouter à ceux déjà si nombreux qui assiégent l'âge de la croissance.

Les détails dans lesquels nous sommes entré relativement aux suites de la masturbation ne sont vrais, nous l'admettons, qu'autant que cette habitude a commencé de très-bonne heure et qu'elle a été pratiquée fréquemment. Il va sans dire que les effets en sont moins frappants et qu'ils sont considérablement diminués, lorsque l'habitude est moins fréquente. Néanmoins, dans les circonstances les plus favorables, le résultat infaillible de la masturbation est l'amaigrissement. Moins prononcé chez ceux dont, à d'autres égards, les habitudes sont bonnes, dont la constitution est lymphatique, et plus particulièrement chez ceux qui se livrent à cette manœuvre avec modération, il arrive chez d'autres jusqu'au *marasme* le plus hideux. La débilité suit de près l'amaigrissement ; d'abord elle n'est ressentie qu'après l'accomplissement de l'acte ; puis par degrés elle devient plus sensible et plus prolongée ; alors l'individu se montre inattentif et indolent, indifférent pour toute espèce de plaisirs et d'amusements, haletant et fatigué au moindre effort qu'il fait. La pâleur de la face, la teinte pourpre des paupières, la faiblesse du pouls et de tous les mouvement organiques en général, prouvent que le système musculaire n'est pas le seul qui soit attaqué ; les fonctions du cœur et des poumons prennent part également à l'état d'épuisement général de la machine. En même temps que l'infortuné masturbateur perd son embonpoint et ses forces, sa sensibilité nerveuse augmente de plus en plus, — il devient chaque jour plus impressionnable aux influences extérieures, — un rien le fait tressaillir; — les variations atmosphériques, l'action de boire, de manger, et plus encore l'acte vénérien même, tout est pour lui la source d'impressions désagréables, d'ennuis et de sensations diverses. Il se plaint sans cesse de palpitations de cœur, de difficulté à respirer, d'étourdissement, de maux de tête, de douleurs et de fourmillements le long de la colonne vertébrale, d'engourdissements, de crampes, d'un sentiment de lassitude, de tremblements, de douleurs qui courent dans tous les membres, et d'un relâchement du pénis et du scrotum (*Voyez* PLANCHES 6 et 7).

Chez de tels individus, les maladies ordinaires, si elles se présentent, prennent bientôt un caractère sérieux et alarmant, et se montrent accompagnées de symptômes qui ne sont pas habituels. Ils conservent souvent cette susceptibilité excessive du système, même longtemps après qu'ils ont renoncé à la pratique de l'onanisme; on l'a vue fréquemment s'attacher à eux pour le reste de leur vie et en faire le tourment. L'épilepsie, l'hystérie, l'hypocondrie, la chorée, et une multitude formidable de maladies nerveuses sont sujettes à se développer avec la plus grande facilité chez de telles personnes. Ainsi, tous les auteurs qui ont écrit sur ces maladies s'accordent à placer la masturbation au nombre de leurs causes les plus fréquentes. Et ici il ne serait peut-être pas hors de propos d'analyser les divers effets de cette déplorable habitude, tels qu'ils sont décrits avec tant de talent par M. *Lallemand*, l'un des hommes qui font autorité à l'égard de ces maladies.

« On juge ordinairement, dit-il, des effets que doivent produire les pollutions nocturnes par leur abondance, par leur fréquence, par l'énergie des phénomènes qui les précèdent et qui les accompagnent ; mais ce mode d'appréciation peut conduire aux conséquences les plus fausses.

» ....... C'est bien souvent quand les pollutions nocturnes deviennent moins abondantes, moins fréquentes, qu'elles sont suivies de symptômes généraux plus graves et plus prolongés.

» Cette espèce d'anomalie n'est, à la vérité, qu'apparente ; car elle dépend de pollutions diurnes qui se joignent insensiblement aux autres. Mais il n'est pas moins important de prévenir les malades et les praticiens des erreurs qu'ils commettent tous les jours en appréciant l'importance de ces émissions d'après leur fréquence et leur abondance. »

Lorsque les pertes séminales accompagnent l'émission des urines ou la défécation, les plus graves et les plus dangereuses conséquences sont à redouter de leur fréquente répétition. De tels patients finissent par devenir très-sérieusement malades ; et M. *Lallemand*, dont j'ai toujours trouvé les observations pleines de faits et très-exactes, dit : « Ces patients deviennent bientôt malades ; leurs amis les plus intimes ignorent la cause des différents désordres dont ils se plaignent, le médecin qui possède leur confiance, n'est pas mieux informé, car les malades eux-mêmes n'ont aucun soupçon de la véritable nature de leur maladie. D'où l'on est porté à l'attribuer l'ennui, à certaine tendance à la mélancolie ou à l'hypocondrie. Lorsque leur maladie prend un caractère plus sérieux, on dit que leur constitution est délicate, impressionnable, ou maladive, et on les regarde comme des *malades imaginaires*. On leur reproch e deprendre trop de soin d'eux-mêmes, ou d'aimer trop la médecine. Les médecins très-occupés se lassent d'entendre le récit d'une si longue série de maux inintelligibles et inexplicables, et se débarrassent de pareils malades en leur recommandant de faire un voyage, ou de changer d'air. D'officieux amis conseillent le mariage, ou quelque genre d'occupations pour remplir le vide de leur existence; mais tout le monde les blâme, parce que personne ne comprend la nature de leur maladie. Incapables de toute occupation sérieuse ou de toute réflexion suivie, ils deviennent mécontents d'eux-mêmes et encore plus des autres. Absorbés par une seule pensée, ils rentrent incessamment en eux-mêmes pour y chercher la cause de leur triste situation et tombent dans la misanthropie. »

M. *Lallemand* donne deux observations dont les sujets avaient étudié la médecine, l'un pendant dix, l'autre pendant quinze ans, sans interruption, et cela dans l'unique but d'apprendre la nature de leur maladie; mais à l'expiration de ce temps, ils ne soupçonnaient pas même la cause de leurs souffrances. On peut juger par là du nombre de malheureux qui souffrent de pollutions diurnes, dont la cause échappe à toute investigation. M. *Lallemand* en signale plusieurs exemples très-remarquables; nous transcrivons les deux suivants:

Observation *d'un officier qui abandonne la carrière militaire pour chercher dans l'étude de la médecine la nature de la maladie dont il était affligé. Extrait de l'excellent ouvrage de M. Lallemand, intitulé :* Des Pertes séminales involontaires, par M. Lallemand, professeur à la Faculté de Médecine de Montpellier. Paris, 1836.

« Je suis né très-faible, avec une hernie inguinale : j'ai été sujet, dans mon enfance, à une otorrhée purulente très-abondante et très-tenace, surtout à gauche. Je me suis cependant fortifié par un exercice habituel au milieu des champs, un régime substantiel et l'usage fréquent des bains de rivière : à 13 ans j'étais aussi robuste que la plupart de mes camarades.

» A cette époque une jeune fille ardente, mais circonspecte, éveilla chez moi des érections prématurées, et en abusa pour assouvir ses désirs jusqu'au moment où des émissions séminales lui inspirèrent des craintes. J'appris à mon tour à sa sœur cadette tout ce que je savais. Ces jouissances précoces développèrent des besoins factices qui me conduisirent à la masturbation, lorsqu'il me fut impossible de les satisfaire autrement.

» A 16 ans je contractai une blennorrhagie que je cachai avec soin, et qui se dissipa lentement sous l'influence de boissons rafraîchissantes de bains tièdes et d'un régime sévère. L'écoulement reparut deux fois la même année, après un usage immodérée de bière nouvelle : depuis lors, il s'est renouvelé souvent à la suite d'une marche forcée, d'un refroidissement, ou d'une course à cheval.

» A 18 ans j'obtins un rendez-vous d'une femme que j'aimais beaucoup, mais j'éprouvai une telle agitation qu'il me fut impossible d'en profiter. J'attribuai cette catastrophe à l'excès de ma passion ; mais j'en conçus un profond chagrin et une grande défiance de moi-même.

» Je fus plus heureux l'année suivante, avec une autre femme ; mais je payai cher les excès auxquels je me livrai pendant cette nuit : le lendemain mon écoulement reparut avec force ; il me survint ensuite une inflammation des testicules : l'épididyme du côté droit resta engorgé pendant cinq ou six mois.

» Depuis lors ma santé s'altéra de plus en plus ; j'eus la jaunisse, des accès de fièvre, des douleurs vagues dans tout le corps et des maux d'estomac : je devins très-impressionnable au froid, à la chaleur, à l'humidité, à tout changement atmosphérique un peu brusque. L'altération de ma santé me fit renoncer à la carrière militaire et me conduisit à l'étude de la médecine.

» Arrivé à Paris, je remarquai que le froid humide des rues et des amphithéâtres de dissection provoquait facilement le retour de mon écoulement : que la station assise, trop longtemps prolongée, échauffait le périnée, y provoquait de la pesanteur, des élancements.

» Ces phénomènes augmentèrent au point que je crus avoir la pierre : j'éprouvais une douleur constante à la fosse naviculaire ; j'urinais très-souvent et avec douleur ; les dernières gouttes d'urine étaient filantes, glaireuses et produisaient, au col de la vessie, la sensation d'un fer rouge. J'étais déterminé à me faire opérer, mais le professeur Boyer, avant de me sonder, me prescrivit des bains qui calmèrent l'irritation. Les vacances arrivèrent et l'exercice dissipa tous ces symptômes.

» L'anné suivante, je travaillai nuit et jour pour me préparer à un concours : mes digestions se dérangèrent : j'eus une diarrhée accompagnée de violentes épreintes : en allant à la selle, je rendis souvent du sperme en abondance. Trop préoccupé pour donner à cette circonstance toute l'importance qu'elle méritait, je voulus continuer; mais j'éprouvai des étourdissements, des tintements d'oreilles, des défaillances; je ne compris plus rien : je fus obligé de renoncer à toute occupation : il me semblait à chaque instant que j'allais avoir une *attaque d'apolexie.*

» La troisième année, je fus sujet à des palpitations qui me firent croire à un anévrisme du cœur : plus tard, j'éprouvai des douleurs dans la poitrine, une toux opiniâtre, et je me persuadai que j'étais phthisique. Enfin, après ma réception, je partis pour mon pays, maigre, jaune et fort triste. Le mouvement de la voiture rappela encore mon écoulement.

» Peu de temps après mon arrivée, je contractai une maladie vénérienne, que je traitai par les pilules mercurielles. Ce traitement acheva de ruiner ma santé, et je le cessai dès que les symptômes extérieurs eurent disparu. J'éprouvai alors une *gastrite chronique*, accompagnée d'une constipation opiniâtre et d'une profonde hypocondrie.

» Les flatuosités dont j'étais tourmenté me firent rechercher la solitude; quand je les retenais, j'éprouvais bientôt un mouvement général dans l'abdomen : je les sentais s'accumuler dans l'estomac et le distendre outre mesure : il me semblait qu'une main de fer produisait une espèce d'étranglement intérieur qui leur fermait tout passage : l'abaissement du diaphragme était empêché par la violence des douleurs et par la distension du ventre; je me sentais prêt à étouffer; la face devenait cramoisie; une sueur copieuse couvrait tout mon corps; enfin cet espèce d'étranglement cessait et j'étais délivré : mais je conservais pendant plusieurs jours de la fatigue et une teinte ictérique.

» Pendant deux ans je combattis cette *gastrite chronique* par les sangsues, les bains, les lavements, le régime végétal le plus sévère : je vécus même, pendant dix-huit mois, de lait; le tout sans succès. J'éprouvais un besoin continuel de manger, et dès que j'avais pris quelque aliment un peu substantiel, j'étais accablé par le travail de la digestion.

» *Enfin je remarquai que je rendais du sperme dans les violents efforts provoqués par la constipation, et bientôt je m'assurai que j'en perdais même en urinant.*

» Alors seulement je compris la cause de tous mes maux : je me hâtai de faire venir la traduction de Wickmann, par le docteur Sainte-Marie, je la dévorai avec anxiété, je l'appris par cœur, et je me crus sauvé; mais je devais éprouver encore bien des désappointements.

» Les bains de rivière, les bains de siége froids, produisirent une impression fâcheuse sur la vessie et les vésicules séminales; quand j'entrais dans l'eau, je sentais ces réservoirs se contracter spasmodiquement, et l'urine, que j'étais obligé de rendre, contenait un nuage abondant et floconneux, dû à la présence d'une grande quantité de sperme. — Les lotions froides ne produisirent qu'un effet momentané.

» Les lavements froids excitèrent dans le rectum un ténesme insupportable, accompagné de gêne et de pesanteur : ils favorisèrent l'expulsion des matières fécales en provoquant les contractions du rectum ; mais ces contractions spasmodiques étaient bientôt suivies de celles des vésicules séminales et d'une perte abondante de semence. Je ne puis assez dire combien les lavements froits m'ont fait de mal.

» La glace que je pris à l'intérieur en grande quantité me donna du ton pendant quelque temps; elle fit cesser la constipation et provoqua des érections énergiques; mais elle amena bientôt une inflammation de la vessie et de la prostate, qui se manifesta par une pesanteur douloureuse du côté du rectum; par des élancements derrière les pubis, un besoin fréquent et irrésistible d'uriner, un dépôt glaireux et puriforme très-abondant, qui adhérait fortement au fond du vase. — Les applications de glace sur les lombes et au périnée eurent les mêmes résultats.

» Le quinquina, l'eau de Spa et les toniques produisirent de bons effets pendant un jour ou deux, mais ils augmentèrent bientôt l'irritation de la vessie et du canal; ils rappelèrent la constipation.

» Attribuant à la pression des matières fécales les pertes séminales qui avaient lieu pendant la défécation, je résolus d'employer le procédé mis en usage par le professeur Boyer contre les fissures de l'anus : en conséquence je fendis *moi-même*, devant une glace, les sphincters, avec un lithotome que j'avais fait faire exprès. L'expulsion des matières fécales devint plus facile; mais les pertes séminales n'en furent pas diminuées.

» J'appliquai des cautères aux lombes et au périnée, pour combattre les douleurs fixées vers le col de la vessie : j'essayai l'urtication et même l'acupuncture, pour faire cesser les contractions spasmodiques des vésicules séminales, que je sentais très-distinctement, surtout quand j'étais assis : elles faisaient mon désespoir, parce qu'elles annonçaient une pollution inévitable. Ces divers moyens réussirent pendant quelque temps, mais leur effet ne fut jamais durable.

» Je prenais souvent des lavements, avec la décoction de têtes de pavot pour calmer l'irritation des organes génitaux et me procurer un peu de repos.

» Rien ne peut rendre l'anxiété et le désespoir que me causaient ces longues nuits sans sommeil. Les rêves les plus affreux, les idées les plus noires me conduisaient sans cesse à la pensée du suicide. C'était toujours avec terreur que je voyais arriver le moment de me coucher, et j'attendais l'arrivée du jour comme un bienfait. C'est surtout contre ce supplice que j'employais les lavements narcotiques ; mais ils augmentaient la paresse du rectum et le relâchement des organes génitaux. D'ailleurs ils provoquaient de violents maux de tête et troublaient les fonctions digestives; ils augmentaient la somnolence habituelle qui me tourmentait pendant le jour, et qui me rendait incapable de toute occupation sérieuse. — C'est dans cet état de nullité complète, sous tous les rapports, que j'arrivai à Montpellier en 1824, profondément dégoûté de la vie.

» ........ Depuis cette époque sous votre direction et votre habile traitement ma santé s'est entièrement rétablie, et je dois dire même qu'elle est aujourd'hui plus robuste qu'à aucune autre époque de ma vie. Je ferais certainement, *sous tous les rapports*, ce que je n'aurais pu faire à 20 ans. Les érections sont plus énergiques, l'éjaculation n'est plus précipitée : elle est accompagnée de sensations dont la vivacité m'était inconnue. Mes fonctions intellectuelles ont acquis une vigueur nouvelle : si elles eussent été en aussi bon état lorsque je me trouvais sur les bancs, ma carrière n'eût probablement pas été aussi bornée. — Toutefois, je m'estime fort heureux d'être délivré de l'épouvantable maladie qui, pendant 21 ans, a empoisonné mon existence. »

M. *Lallemand* rapporte aussi l'observation suivante que je ne puis m'empêcher d'insérer ici :

Observation. — « Michel K., Polonais, d'un tempérament lymphatique très-prononcé, naquit avec une hernie inguinale du côté gauche; elle guérit par l'emploi des bandages ; mais il en résulta l'atrophie du testicule correspondant. Il eut aussi des engelures jusqu'à l'époque de la puberté. A 17 ans, il contracta l'habitude de la masturbation, s'y livra presque tous les jours, et même deux ou trois fois par jour. A 20 ans, il éprouva dans les jambes de la faiblesse, accompagnée de tremblement; des douleurs aux genoux, aux lombes, etc.

» Un jour, étant en retard pour se rendre au collége et craignant une réprimande sévère, il se mit à courir; mais il fut bientôt obligé de s'arrêter, éprouvant toutes les sensations que produit l'éjaculation. Elle eut lieu, en effet, quoique la verge ne fût pas en érection : il éprouva dans ce moment une espèce de défaillance qui le força de s'appuyer contre un mur, jusqu'à ce que l'émission fût terminée : elle fut très-copieuse. Cet accident se reproduisit deux fois depuis, toujours provoqué par la crainte. Le malade pense que, dès cette époque, il avait déjà des pollutions diurnes, quoiqu'il ne s'en soit aperçu qu'après avoir été interrogé à ce sujet, et je crois qu'il ne se trompe pas; *car, quoiqu'il eût presque renoncé à ses habitudes, il éprouva, dès lors, des douleurs et de l'oppression dans la poitrine, de l'essoufflement, etc., qui le firent regarder comme phthisique.* Sa santé s'altéra de plus en plus, et ce fut pour en chercher la cause qu'il étudia la médecine.

» L'année suivante, la révolution de Pologne éclata : Michel K. prit du service dans l'armée. Pendant la campagne, il eut des pollutions nocturnes fréquentes, et remarqua que le jet de l'urine était faible, que les dernières gouttes étaient plus épaisses et séjournaient longtemps dans le canal; il perdit tout désir vénérien et se trouva complétement impuissant près des femmes.

» Arrivé en France à 23 ans, il vit ses digestions se déranger; ce qui fut attribué à l'usage du vin. Sa maladie fut regardée comme une *gastrite chronique*, et traitée par les *sangsues*, les *cataplasmes*, etc. L'année suivante, la marche devint chancelante, par suite de l'extrême faiblesse des membres inférieurs, surtout du côté gauche. (*Cautère à la jambe et à la cuisse gauches; pilules de Dower; frictions aromatiques*, etc.) Augmentation lente de tous les symptômes.

» Enfin, dans le mois de décembre 1836, Michel K., âgé de 27 ans, vint me consulter dans l'état suivant :

» *Cessation de pollutions nocturnes depuis deux ans;* maigreur excessive; prostration générale; perte de l'appétit; digestions lentes, laborieuses, accompagnées de flatuosités, d'injection vive de la face, d'étourdissements, de vertiges et de maux de tête; constipation opiniâtre qui dure habituellement cinq ou six jours; *pertes séminales pendant les efforts de la défécation;* sommeil très-court, plutôt fatigant que réparateur; tintements d'oreille redoublant au lit; douleurs vagues, contribuant encore à l'insomnie et forçant le malade à se promener une grande partie de la nuit; chaleur brûlante de la tête contrastant avec le froid des extrémités; diminution considérable des fonctions intellectuelles; perte de la mémoire; irascibilité extrême; absence de toute relation, même avec d'anciens amis, des compagnons d'exil; besoin de la solitude; timidité excessive, et cependant désir d'un duel, dans l'espoir d'être tué; flaccidité des parties génitales; absence complète d'érection et de désirs vénériens; sensibilité excessive de l'urètre au contact de la sonde; *urines troubles, flocon-*

*neuses, contenant un dépôt semblable à celui d'une forte décoction d'orge.*

» Parmi les détails contenus dans le mémoire du malade, il en est que je ne dois pas abréger : je vais les transcrire textuellement :

« Mes urines sont abondantes, et je suis forcé de les rendre » très-souvent ; les dernières gouttes sont toujours *filantes et » visqueuses*. Le jet n'est pas continû ; *il est suspendu de temps » en temps par des contractions spasmodiques de l'urètre*, en » sorte que je suis obligé de m'arrêter, chaque fois, avant de re- » commencer à uriner. Le *méat* est toujours *humide et rouge*. » J'éprouve, depuis deux semaines, une sensation qui ressemble » à celle de la sortie du sperme ; je sens de temps en temps à » l'intérieur, de petits *mouvements spasmodiques*, qui doivent » être dus *aux contractions des vésicules séminales*, car, en » examinant la verge un instant après, je trouve toujours le méat » rempli d'une abondante humidité *visqueuse*. Cette sensation se » fait sentir surtout quand je suis assis : elle m'empêche de rester » en place.

» Dernièrement, en passant mon cinquième examen, j'ache- » vais ma question, quand j'entendis sonner l'heure qui m'an- » nonçait qu'il fallait remettre ma copie. La seule pensée que » j'étais en retard, m'occasionna de suite une pollution très- » copieuse, accompagnée de sensation voluptueuse, mais non » d'érection. »

» Après quelques jours d'examen, le 10 décembre 1836, je cautérisai depuis le col de la vessie jusqu'au bulbe de l'urètre. Voici comment le malade s'exprime sur les suites de cette opération :

« A partir du 20 décembre, jusqu'aujourd'hui 6 janvier, j'ai » senti dans toute mon économie une amélioration qui va tous » les jours en augmentant d'une manière sensible. Les urines » sont presque toujours aussi limpides que de l'eau de fontaine. » Le premier bienfait de la cautérisation fut la cessation des fré- » quentes envies d'uriner. Ensuite mes digestions se firent mieux. » Aujourd'hui je mange de tout indistinctement, je ne sens plus » de pesanteur ni de douleur à l'estomac, l'épigastre n'est plus » sensible à la pression. Je n'éprouve plus, dans le ventre, cette » *fermentation* qui accompagnait les digestions et me tourmen- » tait, surtout la nuit. Enfin, les symptômes de *gastrite chro- » nique* ont entièrement disparu : la constipation a également » cessé. Les érections sont revenues, elles sont complètes et du- » rables. Le méat urinaire est sec et d'une *couleur naturelle*. » J'ai eu trois pollutions nocturnes depuis la cautérisation, la » première le dixième jour, la dernière hier, vingt-cinquième

» jour, toutes avec énergie et vive sensation de plaisir, quoi-
» qu'elles aient eu lieu, comme autrefois, pendant les rêves les
» plus effrayants, au moment où je croyais ma vie en danger :
» mais, ce qui m'étonne le plus, c'est qu'elles ne m'ont nullement
» affaibli. »

M. *Lallemand* constate qu'il a vu souvent Michel K. depuis qu'il lui a remis ces notes; sa voix a repris tout son éclat; ses forces musculaires sont revenues, et il rit avec ses amis de sa misanthropie passée.

Les plus anciens auteurs se sont tous accordés sur les funestes effets de cette pratique : Celse dit dans son excellent livre *Sur la conservation de la santé :* « Ces habitudes nuisent toujours aux personnes faibles, et leur fréquent usage affaiblit les forts. » Arétée nous a laissé le tableau suivant de ses terribles conséquences : — « Les jeunes gens, dit-il, prennent et l'air et les infirmités des vieillards; ils deviennent pâles, efféminés, engourdis, paresseux, lâches, stupides et même imbéciles; leurs corps se courbent, leurs jambes ne peuvent plus les porter, ils ont un dégoût général, ils sont inhabiles à tout; plusieurs tombent dans la paralysie. » Hoffmann dit : « Après de longues pollutions nocturnes, non-seulement les forces se perdent, le corps maigrit, le visage pâlit; mais, de plus, la mémoire s'affaiblit, une sensation continuelle de froid saisit tous les membres, la vue s'obscurcit, la voix devient rauque : tout le corps se détruit peu à peu, le sommeil troublé par des rêves inquiétants ne répare point. »

Pour terminer nos observations sur les tristes effets de cette funeste pratique, nous ajouterons que nous ne pouvons les considérer que comme un châtiment envoyé par la main du Tout-Puissant pour venger cette violation grossière des lois qu'il a établies dans la nature. Le maniaque imbécile, dont l'aliénation mentale n'a pas d'autre origine que la masturbation (et les statistiques de nos maisons d'aliénés prouvent que les trois quarts de ceux qui les habitent ont été réduits à cet état par cette manœuvre), — le jeune homme languissant et amaigri qui marche à pas précipités vers une fin prématurée, — l'œil hagard et terne de la victime *impuissante*, dont la pâleur des joues est remplacée seulement par la rougeur qu'y fait monter la conscience de sa faute, ou qu'y produit la fièvre de la consomption pulmonaire ; tout, dans ce tableau, justifie la conclusion que nous en avons tirée.

---

## REMARQUES ADDITIONNELLES

### SUR LES EFFETS DE L'ONANISME.

Comme le but principal que l'auteur de cet ouvrage se propose est d'arracher la jeunesse de la génération qui s'élève à la funeste habitude de l'onanisme, et comme il est convaincu que le mode le plus efficace d'arriver à ce but est de faire voir en détail les terribles conséquences auxquelles conduit cette pratique, il a cru devoir augmenter cette édition d'un nouveau chapitre sur un sujet si important. Les effets de la masturbation peuvent se diviser en effets *physiques* et en effets *moraux*. Par effets *physiques* nous voulons dire ceux que l'on reconnaît dans divers organes ou parties du corps et dans leurs différentes fonctions, tandis que par effets *moraux* nous désignons ceux qui se manifestent dans les facultés intellectuelles. — Les effets physiques produits SUR LES SENS étant les premiers qu'on observe, nous en traiterons d'abord; ces effets peuvent se classer ainsi :

*Le Goût.* — Les altérations que les malades éprouvent dans les organes du goût correspondent à ceux qui se manifestent dans les organes digestifs. Chez quelques-uns l'appétit se dérange d'abord, et lorsque le mal a fait des progrès considérables, la bouche est souvent pâteuse et a un goût amer, salé ou terreux. Le boire et le manger perdent leur saveur ou ne font aucun plaisir. En pareil cas les malades se restreignent d'eux-mêmes à une nourriture végétale ou même au lait.

*L'Odorat.* — J'ait fait peu d'attention aux altérations de cette fonction chez les malades; mais je sais que beaucoup se plaignent d'un changement considérable dans leur pouvoir d'apprécier les odeurs, et même de la perte totale du sens de l'odorat.

*L'Ouïe.* — Le sens de l'ouïe est plus altéré que le précédent En général, comme les autres, il perd sa subtilité, et quelquefois cette altération va presque jusqu'à la surdité. Ces symptômes varient aussi, selon les individus qui en sont affectés et les différents degrés et oscillations de la maladie, et même d'un jour à l'autre, sans cause appréciable.

Un autre sujet d'ennui qu'éprouvent ces malades, résulte des divers bruits qu'ils ont dans les oreilles. Chez quelques-uns c'est un sifflement continuel; chez d'autres, un bruit sourd, comme le roulement éloigné du tambour; chez d'autres encore, le bruit ressemble à celui d'une chute d'eau, d'un moulin, etc. Quelques malades entendent plusieurs de ces bruits à la fois.

*La Vue.* — La première altération causée par les pertes séminales involontaires, est une diminution dans l'éclat des yeux. Ces organes perdent bientôt leur expression vive et perçante, et paraissent ternes bien qu'ils ne soient peut-être pas encore enfoncés ou cerclés de noir. Il y a toujours, dans ce cas, une dilatation plus ou moins prononcée des pupilles, et c'est là, probablement, ce qui donne aux yeux leur singulière apparence.

Au manque d'expression vient se joindre un air de timidité ou de honte, particulièrement chez ceux qui s'adonnent à la masturbation. Leurs yeux ne rencontrent jamais ceux d'une autre personne avec confiance; ils se détournent vivement, et après avoir erré à l'aventure, ils se dirigent enfin vers la terre. Il y a dans cette incertitude des organes de la vision, quelque chose d'analogue aux tremblements de la voix, à l'hésitation de la parole, au bégayement produit par l'émotion, au peu de solidité des membres inférieurs à l'agitation habituelle des mains, aux palpitations, etc. — tous symptômes ordinaires dans de tels cas. Il faut attacher de l'importance à ces différentes circonstances, parce que *l'on rencontre fréquemment des patients qui veulent cacher leurs mauvaises habitudes, et que, d'ailleurs, la plupart de ceux qui souffrent de pollutions diurnes ne se doutent pas de leur existence.* De là une foule de maladies causées par la masturbation que nous énumérerons de la manière suivante.

La DYSPEPSIE (primitive et secondaire). — PERTE DE L'EMBONPOINT, accompagnée d'un grand épuisement, de débilité, etc.

Les maladies du système nerveux, telles que l'APOPLEXIE. — L'ÉPILEPSIE. — La PARALYSIE. — Les TREMBLEMENTS des membres. — Les AFFECTIONS SPASMODIQUDS. — L'AMAUROSE, ou perte de la vue, et plus particulièrement la NYCTALOPIE, ou aveuglement de nuit. — Le DIABÈTE SUCRÉ. — L'HÉMOPTYSIE. — La CONSOMPTION PULMONAIRE. — Les PERTES SÉMINALES.—L'IMPUISSANCE.—La STÉRILITÉ. — Une VIEILLESSE PRÉMATURÉE.

Tels sont les effets *les plus saillants* que produisent la masturbation et les excès vénériens. Nous devons dire cependant qu'il n'y a pas dans tout le cadre de la nosologie une seule maladie, soit qu'elle concerne les parties du corps, soit qu'elle affecte les fonctions des organes, à laquelle ces pratiques ne puissent donner naissance. Quant aux *effets moraux* qui en résultent, nous nous croyons autorisé en les énumérant de déclarer d'une manière sommaire, qu'il n'est pas une seule des facultés intellectuelles dont la bonté du Créateur nous a dotés, qui ne puisse être affaiblie par ces causes. On a remarqué cependant que la première qui se trouve altérée est la MÉMOIRE.—Viennent ensuite l'INCAPACITÉ DE CONCENTRER LES IDÉES. — La PUISSANCE DU RAISONNEMENT s'altère. — D'où la DÉMENCE et l'IDIOTISME.

Si cette énumération, quelque incomplète qu'elle puisse paraître, ne suffit point pour arracher à ces funestes habitudes celui-là même qui s'y livre avec le plus d'emportement, nous ne savons pas ce qui y parviendra. Qu'il considère seulement pour un moment que c'est à la possession de ces facultés dans toute leur perfection, telles que Dieu nous les a données, que l'homme doit sa prééminence sur les animaux. Nous allons maintenant essayer de tracer le rapport de *cause* à *effet* entre ces pernicieuses habitudes et les différentes maladies dont elles sont l'origine.

*Dyspepsie.* — En premier lieu, l'anatomie et la physiologie montrent que les organes qui servent à l'accomplissement des fonctions de la génération sont intimement liés avec l'importante fonction de la digestion. Cette dernière dépend en conséquence du système nerveux, et tout ce qui en dérange l'acte incompréhensible attire sur l'infortuné sensualiste l'une de ces douleurs auxquelles il est dévoué. La nature se venge de tous ceux qui outragent la sagesse de ses lois. Le changement qui doit s'accomplir dans la conversion des aliments en matière nutritive, est entièrement subordonné à l'influence du système nerveux, et par conséquent tout ce qui entrave la distribution régulière de cette influence, doit plus ou moins gêner cette fonction importante et vraiment vitale.

La sympathie qui existe entre le cerveau et l'estomac en ce qui concerne les effets produits par la masturbation et par les excès vénériens, est bien connue. L'estomac toutefois paraît être l'organe qui en souffre le premier. On en donne ordinairement pour raison que l'estomac est la partie du système dont les fonctions exigent la plus grande perfection dans l'organe; c'est pour cela que du moment qu'une cause quelconque en diminue la vigueur, il y a aussitôt dérangement dans ses fonctions; de là vient que la digestion, l'assimilation et la nutrition restent imparfaites, et alors les aliments, n'ayant pas subi l'élaboration nécessaire, ne peuvent recruter les forces du malade, déjà épuisé par la perte excessive de liqueur séminale. De là encore l'infortunée victime du sensualisme maigrit rapidement, devient décharnée et tombe bientôt après dans un état complet de marasme: à cette débilité de l'organe digestif vient promptement s'ajouter une débilité prononcée du cerveau.

Après cela, et comme conséquence, les organes des sens s'altèrent à leur tour, et ne laissent à l'esprit qu'un exercice tres-imparfait de ses facultés

— la mémoire et l'imagination s'éteignent, et il ne reste bientôt plus d'un homme qu'un véritable squelette, image effrayante de la dégradation humaine. L'état que nous venons de décrire est dû à l'épuisement du système nerveux, provenant surtout des effets produits sur le cerveau, dont dépendent évidemment toutes les fonctions de l'esprit. Le liquide séminal, qui, suivant quelques auteurs, a beaucoup d'analogie avec les esprits animaux, ne peut être dissipé en trop grande quantité sans diminuer nécessairement les forces du système nerveux, dont l'action est précisément excitée par les mêmes principes qui constituent la liqueur séminale.

*Apoplexie.* — L'apoplexie résultant soit de la masturbation, soit, ce qui est peut-être plus fréquent, d'excès vénériens, est un fait reconnu. Et vraiment, pour peu qu'on nous prête d'attention, il ne nous sera pas difficile d'expliquer cet effet. Dans le coït, l'action du cœur étant accélérée, le sang est poussé vers le cerveau avec plus de force que d'habitude; quand cela arrive très-souvent, la structure délicate de cet organe ne peut y résister, et la malheureuse victime de la sensualité est emportée soudainement ou, si elle est épargnée, elle traîne pour le reste de ses jours une misérable existence avec des *membres paralysés et une intelligence détruite.*

Nous recommanderons surtout aux personnes avancées en âge de se livrer avec modération aux plaisirs vénériens. On a vu plus d'un vieillard trouver la mort dans les bras de sa fiancée, où, abusé par des désirs trompeurs et funestes, il était allé chercher le plaisir.

*Épilepsie.* — Depuis la première édition de ce livre, nous avons recueilli des preuves nombreuses que l'épilepsie peut survenir chez les personnes qui se livrent à la masturbation. Qu'une telle maladie soit le résultat de cette funeste habitude ne doit pas surprendre celui qui réfléchira à l'état convulsif dans lequel est jeté tout le corps après cette odieuse manœuvre. Les graves atteintes portées au système nerveux par la répétition fréquente de cet acte, ne peuvent manquer de réduire cet important système au dernier degré de faiblesse et de rendre ainsi le malheureux sensualiste sensible aux plus légères impressions qui viennent le troubler.

La liaison intime entre les organes de la généra- et le système nerveux est si frappante, que l'on pourrait presque conclure *à priori*, si pareille chose était permise en médecine, que l'habitude excessive de la masturbation peut engendrer toute espèce d'affections spasmodiques, mais surtout l'épilepsie; et cependant nous savons, par expérience, que le commun des médecins routiniers, si on les consulte sur ce genre de maladie, ne pensent presque jamais à s'enquérir des habitudes du malade, ce qui porterait à croire qu'ils n'ont aucune idée de la possibilité qu'une telle cause donne lieu à un tel effet. On en trouvera des exemples, et des exemples bien remarquables, parmi les observations. *Voyez* Observation XI.

*Amaurose.* — L'anatomie nous enseigne que la partie de la masse cérébrale d'où naissent les racines des nerfs optiques repose très-près du cervelet, siége de l'amativité; d'où il est assez naturel de supposer que l'irritation des organes génitaux puisse être transmise par sympathie aux racines de ces nerfs, et de là, par réflexion, aux organes du sens qu'ils desservent. Ce résultat a quelquefois lieu subitement, et une cécité complète survient tout d'un coup; en général, cependant, elle n'arrive que par degrés. La congestion de cette portion du cerveau située près de la naissance des nerfs optiques est très-vraisemblablement la cause immédiate de ce genre d'aveuglement ; et, soit dit en passant, un tel état du cerveau est celui que l'on peut supposer exister dans l'esclave du sensualisme. Les meilleures autorités médicales nous assurent que l'abus des plaisirs vénériens peut causer l'obscurcissement de la vue ; il ne faut donc pas être surpris si la déplorable habitude de l'onanisme vient à produire le même effet. On trouvera quelques observations de ce genre à la fin de cet ouvrage.

*Diabète sucré.* — Depuis la première édition de ce livre, nous avons acquis la conviction que cette maladie, jusqu'ici toujours fatale, est souvent causée par la masturbation ; et bien que nous ne soyons pas à même d'expliquer, en pareil cas, la liaison entre la cause et l'effet, la réalité de cette liaison n'en est cependant pas moins incontestable. On sait fort bien que les fonctions du grand sympathique sont dérangées d'une manière toute particulière par cette habitude, et comme c'est ce nerf qui préside aux sécrétions, il ne faut pas s'étonner si les reins s'en ressentent.

*Hémoptysie et Consomption.*—Les troubles apportés dans la circulation par cette manœuvre et l'accélération des mouvements du cœur chassent le sang avec une impétuosité extraordinaire à travers les poumons. L'état d'épuisement du malade, d'ailleurs, excité par cet agent débilitant, le prédispose à toutes les maladies qui attaquent une constitution délabrée. C'est ce qui explique pourquoi la consomption pulmonaire se rencontre fréquemment chez les masturbateurs ; et cependant, nous le savons pertinemment, la cause déterminante de ces phthisies est rarement soupçonnée par les praticiens ordinaires, quand les malades vont les consulter. Une fois l'existence de la phthisie reconnue, cela suffit ;

*ils n'examinent jamais rien au delà de la maladie ; tandis que par des questions convenables ils pourraient en apprendre la cause, et, dans le cas où le mal ne serait pas trop avancé, arracher bien des jeunes victimes à une mort prématurée en les faisant renoncer à leurs funestes habitudes.*

*Impuissance.* — Nous avons déjà vu que la victime du sensualisme et surtout de l'onanisme souffre dans tous ses organes. L'affaiblissement de la semence qui résulte de cette habitude est une des causes les plus fréquentes de l'impuissance et de la stérilité. Quand l'impuissance provient de cette cause, l'érection est incomplète, et le sperme s'écoule avant que le membre viril ait pénétré dans les organes de la femme. La liaison qui existe entre l'impuissance et la masturbation n'est pas difficile à faire connaître. L'habitude de la masturbation produit un relâchement total, non-seulement du système nerveux, mais encore des organes génitaux ; ces derniers deviennent le siége d'une sensibilité morbide et d'une grande irritabilité qui se manifeste par des pollutions nocturnes et qui se termine par un affaiblissement prodigieux des organes de la génération. La liqueur séminale perd aussi de sa qualité. Au lieu d'être féconde et prolifique, elle devient alors claire, liquide et stérile. Si le sensualiste veut réfléchir un instant à ces résultats de sa ruineuse habitude, il ne pourra s'empêcher de frémir d'horreur en considérant l'état de dégradation auquel elle le conduit. Et, s'il est marié, que doit-il éprouver ! Dans ce cas les plaisirs légitimes du lit conjugal se changent pour lui en mortification, en dégoût et en colère réprimée : et sa femme, désappointée et déçue, voyant qu'elle est la dupe d'un impuissant débauché, regarde avec un dédain et un mépris mal déguisés l'homme qu'elle aurait sans cela chéri du fond de son cœur et consolé au milieu de toutes les vicissitudes ordinaires de la vie.

Si chez un tel individu la vue ou le contact d'une femme belle et vertueuse vient pour un moment allumer la passion du désir, il essaye de céder aux puissantes suggestions de l'instinct et de la nature ; mais dès qu'il s'y dispose, une émission soudaine a lieu, l'excitation se dissipe, et ce résidu, ce semblant d'homme, après sa vaine tentative, se retire déconcerté, honteux et désappointé, bourrelé par les remords que lui donne la conviction d'être l'auteur de sa propre dégradation, et n'osant plus regarder en face celle dont les sourires devraient être pour lui un charme de plus dans les moments de prospérité, aussi bien qu'une consolation au milieu des épreuves de l'adversité.

*Perte de la mémoire. — Hypocondrie. — Idiotisme. — Folie.* — La perte de la mémoire a été considérée par la plupart des auteurs comme une des suites les plus ordinaires des excès vénériens et de la masturbation. C'est là un fait positif et observé journellement. Le cerveau, qui est l'organe de la pensée, et les organes génitaux ont, comme on sait, une action mutuelle. Si l'énergie de la pensée est excitée d'une manière déréglée, la puissance des organes génitaux s'affaiblit ; mais si, au contraire, on stimule à l'excès l'appareil génital, on voit invariablement les facultés intellectuelles diminuer de vigueur et être totalement insuffisantes pour soutenir la tension et les efforts dont elles étaient capables auparavant. De là les différents genres d'idiotisme et de folie, qui sont si fréquemment le résultat de la honteuse pratique de l'onanisme. *Avant de terminer cette partie de notre livre, qu'on nous permette de faire connaître notre opinion à l'égard de ces nombreux suicides que les journaux mentionnent si souvent comme le résultat d'un* état momentané de folie ; *nous sommes convaincu que si on remontait avec soin à leur origine, on trouverait qu'ils n'en ont pas d'autre que la funeste pratique de la masturbation.*

Dans tout ce que nous avons dit ici des effets fâcheux de l'onanisme, nous ne voudrions pas que l'on comprît que nous considérons comme peu de chose les funestes conséquences des excès vénériens ; conséquences qui ne diffèrent que d'intensité, non de genre, avec celles de la masturbation. L'abus des plaisirs vénériens et la stimulation artificielle ont produit, à notre connaissance, les plus tristes effets sur la santé des individus qui s'y livrent.

La plupart de ces malades éprouvent aussi un profond sentiment de langueur, de découragement et de mélancolie, qui donne à leur caractère un cachet particulier, dont tous les observateurs ont été frappés. La présence habituelle de ces symptômes, l'importance qu'on y a toujours attachée, ainsi que les discussions auxquelles ils ont donné lieu, exigent une attention particulière; on ne doit pas d'ailleurs les considérer à part des autres désordres des fonctions dont j'ai déjà traité. Mais il faut toujours les regarder comme une maladie spéciale, comme une affection idiopathique ; je veux dire l'hypocondrie.

*Hypocondrie.* — Les malades dont je parle ici, sont continuellement assiégés d'amers regrets, de sombres pensées et d'horribles pressentiments. Ils éprouvent un vide dans toutes leurs affections ; rien ne les intéresse ; tout les fatigue et les ennuie ; l'existence leur pèse, sans autre cause apparente qu'un profond dégoût pour tout ce qui peut rendre la vie agréable. Ce sentiment vague et instinctif, ce *tædium vitæ*, qu'ils ne peuvent expliquer eux-mêmes, les suit partout, et les tente sans cesse de commettre un suicide! Néanmoins ces mêmes individus s'occupent beaucoup de leur santé, et redoutent constamment les plus grands malheurs. Je n'ai pas besoin de rappeler le soin minutieux qu'ils apportent à leur diète, à leur digestion, etc.; j'ajouterai seulement quelques mots à ce que j'ai déjà dit des craintes diverses et continuelles qui les agitent.

Pendant la nuit, ils s'imaginent voir des voleurs et des assassins partout; en voyage, ils craignent d'être renversés, de tomber dans des précipices, d'être noyés, etc. Ceux qui sont dans les affaires se croïent ruinés, ou sur le point de l'être; les calculs les plus clairs et les plus rigoureux ne peuvent les rassurer — ou s'ils y parviennent un instant, leurs craintes reprennent bientôt le dessus. Les propriétaires fonciers, dont les immenses revenus sont impérissables, sont néanmoins poursuivis par la crainte de mourir de faim. Il semble d'abord difficile de concilier les soins constants qu'ils prennent pour leur santé avec leur dégoût pour la vie et leur tendance au suicide. Cette contradiction, en effet, serait inexplicable, si elle provenait de leur raison ou de leur volonté. Mais les deux sentiments opposés qui dirigent ces malades sont également instinctifs et dérivent de la même maladie. Ils ne sont pas en réalité opposés, car le dérangement de toutes les fonctions, et les soucis, les besoins et les appréhensions continuelles qui en proviennent, contribuent grandement au dégoût de la vie et au désir de mettre fin à de si grandes souffrances physiques et mentales.

Pourquoi abuserions-nous, au detriment de notre santé et de notre vigueur, de cette noble faculté qui nous a été donnée par un Créateur plein de bonté dans des vues si différentes? Pourquoi souffririonsnous que l'imagination nous entraîne à désirer de nouvelles jouissances, alors que nos sens, épuisés déjà par le plaisir, sont devenus incapables d'en goûter de nouvelles? Tel est pourtant le pouvoir de cette féconde imagination sur nos organes, que même quand ils sont sourds aux appels de la femme qui les a épuisés, ils sont ranimés et excités en faveur de quelque autre femme, qui, d'un simple regard, leur communique une ardeur et une vigueur nouvelles que la première n'était plus capable d'inspirer. Bientôt, cependant, nos forces physiques affaiblies par de tels excès, tombent dans un état de prostration dont elles ne peuvent plus se relever, ou dont elles ne se rétablissent qu'imparfaitement. *Telle est l'histoire de ces jeunes gens que nous voyons si souvent devenir victimes de la consomption pulmonaire et qui, à peine nés, sont en quelque sorte morts aux véritables plaisirs de l'amour,* dont on ne peut jouir dans toute leur plénitude, qu'à l'âge où la virilité a fermement établi et mûri d'une manière durable la force éphémère d'une puberté naissante. Ainsi donc les jeunes gens qui n'ont pas encore atteint l'âge de vingt-cinq ou trente ans, s'ils veulent conserver leur santé et l'aptitude aux plaisirs vénériens, doivent observer dans ces jouissances un certain degré de réserve. Mais en vérité, à quelque âge que ce soit et quelque vigueur que l'on ait, les excès dans ces plaisirs auront certainement des suites sérieuses et trop souvent fatales, particulièrement chez les personnes d'un tempérament sanguin et sujettes aux hémorragies, chez celles dont la poitrine est prédisposée à des affections organiques, et aussi chez celles qui sont douées d'une délicatesse et d'une mobilité extrêmes du système nerveux. Dans le dernier cas (nous ne saurions trop le répéter), il y aura tout un cortége d'affections nerveuses dont le médecin ne soupçonnera même pas la véritable cause : au nombre de ces affections, et comme l'une des plus saillantes, il faut placer l'*Épilepsie.*

---

# TRAITEMENT

## DES SUITES DE L'ONANISME.

Lorsqu'un état général de langueur et de lassitude, joint à la pâleur de la face, à l'amaigrissement du corps, à la fétidité de l'haleine, et à la présence d'un cercle bleuâtre autour des yeux, nous donne lieu de soupçonner que notre malade se livre à des habitudes secrètes, il ne faut pas perdre un instant pour s'assurer de la nature de sa maladie. Le but qu'on doit se proposer est alors de combattre l'usage désordonné et contre nature qu'il a fait de ses facultés physiques et morales, et en attaquant l'affection à sa source même, d'empêcher que ces actes pernicieux ne deviennent habituels. Il faut surveiller avec soin tous les mouvements du malade ; et si l'on parvient à découvrir qu'il se livre à la masturbation, soit à l'aide des signes déjà indiqués et par l'examen des organes de la génération, soit en obtenant l'aveu du fait, on doit aussitôt avoir recours aux moyens propres à l'en corriger. Ces moyens, cependant, doivent varier suivant l'âge de la personne, sa constitution, et aussi l'état de ses facultés intellectuelles.

Si l'on avait des motifs pour soupçonner que cette

abominable pratique se fût introduite parmi les élèves d'une pension, *il faudrait établir la plus stricte surveillance sur leur conduite ; l'usage des chambres particulières devrait, autant que possible, être prohibé ; on leur préférerait de vastes dortoirs ; une discipline sevère serait maintenue* ; et les mêmes précautions que l'on prend pour prévenir l'habitude de la masturbation seraient également employées pour en empêcher la récidive.

Il y a une remarque qne nous pensons qu'il est important de faire ici : c'est que certaines précautions excessives adoptées sans jugement et sans discrétion, peuvent avoir les plus fâcheuses conséquences en suggérant à l'esprit innocent de jeunes enfants des idées auxquelles ils n'auraient jamais songé. Nous avons su que de pareilles mesures avaient été prises dans une maison d'éducation, et qu'elles étaient d'une nature si évidemment imprudente, qu'elles donnèrent lieu parmi les élèves à une sorte d'enquête pour découvrir ce qui pouvait avoir mis en tête au maître de les adopter.

Si, cependant, la victime de la masturbation est d'un âge plus avancé et qu'elle ait passé l'époque de la puberté, le principal, le plus sûr moyen est d'en appeler à sa raison. Si c'est une personne d'un esprit cultivé, il faut agir en conséquence ; ce serait en vain qu'on s'appesantirait sur l'infamie de sa conduite ou sur l'énormité de son crime ; il serait inutile de lui faire remarquer que son habitude est contraire aux lois de Dieu et des hommes ; ces leçons de morale, l'expérience nous le prouve, produisent peu d'effet sur les jeunes gens, qui, plus encore que les hommes faits, sont disposés à régler leur conduite presque uniquement par leur intérêt immédiat. Avec les personnes adonnés à ce funeste penchant, on est en général trop porté à faire appel à des principes purement abstraits. Il n'y a pas de classe de personnes pour laquelle il soit plus nécessaire qu'avec les masturbateurs de subordonner à l'intérêt personnel, et non à des abstractions, la moralité et la vertu, qui, au point de vue pratique, ne sont que l'habitude d'accomplir des actions utiles à la societé. Faites donc sentir au jeune homme que ce qui détruit sa vigueur et le rend incapable d'être d'aucune utilité à ses concitoyens ne doit rencontrer de leur part qu'un mépris mérité. Signalez-lui, dans les effets immédiats et inévitables de la masturbation, dans cette débilité qui la suit toujours, dans cette lassitude du corps et de l'esprit qu'elle produit d'une manière invariable, les précurseurs d'un état beaucoup plus alarmant. Faites-lui comparer les nombreux avantages de la santé et de la force, dans toutes les conditions de la vie, avec le misérable état d'anéantissement physique et moral qui est le fatal résultat de l'onanisme. Relevez l'esprit de votre jeune malade par tous les moyens en votre pouvoir; développez en lui tous les sentiments généreux, si chers à la jeunesse, et le succès couronnera probablement vos efforts.

A ces considérations morales, le médecin judicieux doit joindre d'autres conseils. Il prend un soin particulier de changer les habitudes du malade infortuné que l'onanisme conduit à sa ruine. Il lui prescrit le séjour de la campagne, des travaux agricoles, et toutes les occupations ordinaires d'une vie champêtre. On doit adopter un régime sain sans qu'il soit stimulant et y persévérer rigoureusement; il faut éviter avec soin les liqueurs alcooliques; se livrer à un exercice régulier et poussé jusqu'à la fatig. e, ne pas dormir trop longtemps et avoir un lit dur; — tous ces moyens contribueront puissamment à la réussite du traitement.

En traitant des effets débilitants de l'onanisme, nous ne saurions recommander trop fortement l'usage des exercices gymnastiques; ils sont applicables à tout âge et aux deux sexes, et devraient constituer une partie essentielle de l'éducation publique. En entretenant le corps et l'esprit dans un état constant d'activité, on les a trouvés quelquefois plus efficaces pour déraciner cette déplorable habitude que des remontrances et des exhortations froides et sérieuses, qui souvent n'ont d'autre effet que d'augmenter la faiblesse déjà trop grande des facultés morales.

Une autre remarque que nous ne pouvons éviter de faire ici, parce que nous la jugeons d'une grande importance : c'est qu'il faut interdire sévèrement les lectures légères qui procurent tant d'amusement à l'esprit ; en exaltant l'imagination et en empêchant l'individu de se livrer suffisamment aux exercices du corps, elles semblent calculées pour favoriser très-fortement le penchant à l'onanisme. Si l'on doit permettre quelques livres aux personnes adonnées à ce vice, il faut que ce soient des ouvrages sur la physique et sur l'histoire naturelle, qui excitent la curiosité et puissent disposer l'individu à tourner son attention vers des recherches expérimentales ou vers des excursions botaniques, qui lui procureront un exercice également agréable à l'esprit et favorable à la santé. La grande règle à suivre dans les cas dont nous nous occupons, est de ne jamais permettre au malade d'être oisif. Il n'y a pas d'exemple où le proverbe qui dit que « l'oisiveté est la mère de tous les vices, » soit plus vrai que lorsqu'on l'applique à celui qui se livre à la masturbation. Peu importe l'occupation qu'il choisira ; l'essentiel, c'est qu'il travaille et qu'il acquière par là une disposition à bien dormir la nuit, ce qui peut avoir l'effet de détourner son attention de ses anciennes habitudes dépravées.

Quant aux individus qui, par manque d'éducation, sont en quelque sorte abandonnés sans défense contre la détestable pratique de la masturbation, il est extrêmement difficile de trouver un mode efficace pour les traiter, surtout si leur penchant s'est fortifié par l'habitude et qu'il ait poussé de profondes racines. En pareils cas les exhortations morales sont d'un faible secours; les seuls moyens dont on puisse espérer de tirer quelque avantage sont un régime sévère, des exercices violents et des occupations laborieuses : on peut ainsi détourner l'esprit des idées qui attirent ordinairement toute son attention. Il faut avouer néanmoins que ces moyens échouent trop souvent, et que le mal, en dépit de tous nos soins, continue à faire de rapides progrès.

Dans les cas où la force du tempérament, ou celle de l'habitude, qui a souvent plus d'empire, semble placer le malade hors la portée des moyens déjà indiqués, il reste encore un remède que nous avons vu réussir quelquefois : ce remède c'est l'amour. Nous avons eu l'expérience de plusieurs personnes des deux sexes qui ont été arrachées à la funeste habitude de la masturbation par le mariage. Il conviendra, à moins qu'il n'y ait de très-fortes objections contre cette mesure, d'unir l'infortuné masturbateur à une femme aimable, capable de lui inspirer des sentiments d'affection qui viennent se mettre en travers de son abominable passion, et enfin l'extirper à jamais. Nous avons connu un père qui, après avoir essayé tous les moyens possibles de guérir son fils, parvint à lui persuader de se marier; le jeune homme fut bientôt corrigé.

Lorsque la masturbation a produit des désordres graves dans le système, et qu'elle a attiré sur la malheureuse victime une série de maladies plus ou moins sévères, la première condition, celle sans laquelle il est tout à fait impossible de rétablir la santé du malade, c'est qu'il renonce immédiatement à l'habitude meurtrière, cause de ces tristes conséquences. Ce point gagné, l'on traitera l'affection secondaire comme si elle provenait d'une tout autre source. Dans des cas d'extrême débilité des facultés physiques et morales, les médecins les plus éminents ont éprouvé la plus grande difficulté à rétablir les forces du malade; après la masturbation, l'estomac est souvent d'une telle faiblesse, qu'il ne peut supporter les toniques qu'on lui fait prendre. Il arrive souvent que des irritations des parties internes augmentent la difficulté de traiter les maladies causées par l'onanisme. Quoi qu'il en soit, si le système nerveux est seul affaibli, une diète salutaire et nourrissante, un exercice convenable et des bains froids sont d'une grande utilité. Si les poumons sont le siége de quelque inflammation latente, il faut avoir recours aux moyens ordinaires pour supprimer cet état. L'irritation de l'appareil digestif, mais principalement de l'estomac, exige les plus grands soins et beaucoup de circonspection dans la manière de vivre, surtout dans le choix des aliments, et dans l'usage des stimulants pour lesquels l'état de faiblesse du malade lui donne trop souvent du goût.

Comme règle générale, qui doit être rigoureusement observée, il faut écarter du traitement des maladies causées par l'onanisme tout ce qui pourrait tendre, soit en agissant sur le système nerveux, soit par toute autre circonstance, à éveiller le penchant du malade pour cette malheureuse habitude. On doit ensuite procéder à la réparation des forces; mais en le faisant on prendra les plus grandes précautions, parce que, comme nous l'avons déjà dit, outre l'état de faiblesse de tout le système, on a souvent à combattre des inflammations latentes de quelque viscère important. D'après cela on voit combien il est essentiel de consulter un habile médecin et de ne point se reposer aveuglément sur l'usage des toniques et des stimulants, qui ne font disparaître que pour peu de temps la langueur et l'épuisement qui accablent les malades. Pour conclure, nous insistons encore une fois sur la nécessité absolue pour les victimes de la masturbation d'avoir recours le plus promptement possible aux avis d'un médecin, comme le moyen le plus sûr et le plus efficace — nous dirons même le seul efficace — d'éviter les suites compliquées et trop souvent fatales de cette habitude contre nature.

---

## IMPUISSANCE.

Par *impuissance* l'on entend l'incapacité d'accomplir l'acte de la génération. En réalité, il est essentiel de ne pas confondre cette incapacité avec la *stérilité*, qui est caractérisée par la présence des désirs vénériens et par le pouvoir de les satisfaire sans posséder cependant la vertu prolifique. Une personne stérile peut avoir toute l'aptitude nécessaire au coït, bien qu'elle soit totalement incapable d'engendrer, tandis que l'impuissance est caractérisée par l'abolition permanente ou temporaire des qualités requises pour l'accomplissement de cet acte. Afin d'éviter toute méprise, nous aurons soin, dans le cours de ce chapitre, de distinguer l'impuissance de la stérilité ou incapacité de propager l'espèce.

Les pathologistes les plus distingués se sont accordés pour classer l'impuissance parmi les maladies nerveuses, et ils ont placé le siége de cette affection chez l'*homme* dans le corps caverneux, qui est momentanément privé de l'afflux de sang nécessaire pour produire l'érection. Chez les femmes elle semble siéger dans le vagin, qui est devenu insensible au stimulus vénérien. Jusqu'à quel point est correcte cette localisation de la maladie qui nous occupe, c'est ce que nous verrons tout à l'heure. Avant d'aller plus loin, il est bon de remarquer que l'impuissance est plus fréquente chez l'homme que chez la femme, à cause de la simplicité de structure des organes chez la dernière.

*Différentes espèces d'impuissance.* — Dans la pratique cette affection peut se diviser en *absolue* et *relative*, *constitutionnelle* et *locale*, *directe* ou *indirecte*, *permanente* ou *transitoire*.

On dit que l'impuissance est *absolue* quand elle provient de l'absence des organes génitaux ou de leur conformation défectueuse. L'absence des testicules n'est pas un obstacle aux ébats amoureux. Les eunuques sont stériles, mais ils ne sont pas toujours impuissants.

Parmi les vices de conformation de l'appareil génital qui peuvent empêcher plus ou moins l'acte de la copulation, on compte chez l'*homme* : 1° un phimosis — naturel ou accidentel ; 2° l'état d'imperforation du gland ; 3° la longueur excessive du prépuce ; 4° l'adhérence du prépuce au gland ; 5° le développement squirreux de la glande prostate ; 6° des excroissances fongueuses le long des corps caverneux ; 7° le gonflement du vérumontanum.

Chez la *femme:* 1° l'adhérence des grandes lèvres, 2° l'état d'imperforation du vagin ou l'existence d'un polype dans sa cavité.

L'impuissance est *relative* quand elle dépend d'un défaut de proportion entre les parties qui, dans le coït, concourent à l'acte de la génération, — comme par exemple la grosseur excessive du pénis et l'étroitesse du vagin.

L'impuissance est *constitutionnelle* quand elle provient de l'extrême frigidité du tempérament, ou qu'elle est la conséquence de la débilité générale de tout le système. L'impuissance constitutionnelle ou congéniale est incurable et produit la stérilité; on la rencontre quelquefois chez ceux qui sont nés de vieillards affaiblis ou d'hommes épuisés par la débauche et par l'onanisme. Une mauvaise santé habituelle peut produire cet effet dans toute constitution, quelque robuste qu'elle ait pu être primitivement.

L'impuissance est *locale*, quand un individu, doué d'ailleurs d'une grande vigueur sous d'autres respects, est affligé d'une débilité prononcée des organes génitaux. Les personnes d'un caractère mélancolique sont prédisposées à l'anaphrodisie, ou aversion de l'acte vénérien, état qui peut résulter: 1° de désirs trop vifs et d'une imagination trop ardente; 2° de la crainte de ne point rencontrer un amour réciproque; 3° de l'extase produite par la vue de l'objet aimé; 4° d'un sentiment de confiance, inspiré par la pureté d'un amour sincère; 5° d'une extrême susceptibilité nerveuse.

L'impuissance est *directe* quand elle résulte de la frigidité du tempérament, d'une débilité générale, ou d'une débilité locale des organes génitaux.

L'impuissance est *indirecte* quand elle existe chez un individu doué d'ailleurs d'un tempérament vigoureux et d'une conformation naturelle des organes génitaux, ou bien quand elle est due à la concentration des forces vitales en quelque autre point. Si l'afflux de sang vers le corps caverneux, nécessaire pour produire l'érection, vient à être suspendu, et qu'il se porte tout à coup avec force vers le cerveau ou vers le cœur par suite d'une imagination excitée ou alarmée, l'impuissance en résultera.

L'impuissance est *permanente* lorsque la cause continue et qu'elle tient les organes génitaux sous son influence.

L'impuissance, au contraire, est *temporaire* quand elle dépend d'une cause physique qui peut affaiblir les organes génitaux pendant quelque temps seulement, ou qu'elle provient d'une cause morale qui peut suspendre l'activité de ces organes, mais qui leur rendra leur jeu dès qu'elle cessera.

*Causes de l'impuissance.* — L'impuissance peut être le résultat d'une débilité particulière des organes génitaux, causée par la jouissance précoce des plaisirs vénériens, par l'abus de ces plaisirs, ou par une habitude plus dangereuse encore, nous voulons dire l'onanisme. Dans le dernier cas, il n'y a plus d'érection; quoique le désir puisse subsister, les muscles érecteurs, dont l'action est nécessaire à l'accomplissement de l'acte, sont affaiblis et paralysés. S'il y a sécrétion du sperme en pareil cas, il est clair, séreux, et totalement dénué des qualités prolifiques. L'anaphrodisie, due à l'abus prématuré des plaisirs vénériens, est très-difficile à guérir.

L'impuissance est souvent causée par des causes morales, et souvent par les affections de l'âme, telles que la crainte, une aversion soudaine, et autres causes semblables. Un soupir mal compris ou mal interprété, une pensée qui survient à l'esprit, un mot équivoque, suffisent souvent pour détruire l'illusion et changer l'ardeur des désirs en une frigidité absolue.

Les méditations profondes, continuées sans relâche, peuvent produire l'impuissance. Un travail pénible, des études forcées, des veilles longtemps prolongées, affaiblissent le système tout entier, et sont très-nuisibles à la vigueur générale, mais surtout à la faculté générative. *Tissot* cite plusieurs exemples d'hommes de lettres que des études profondes ont rendus complétement impuissants.

On a vu quelquefois des désirs excessifs et un amour violent occasionner l'impuissance. L'indifférence et les passions débilitantes peuvent également la produire. Ces causes agissent en jetant dans un état de collapsus le système tout entier, et particulièrement les organes génitaux. Le chagrin, les désappointements, l'inquiétude d'esprit, la haine, l'aversion, la jalousie, la crainte, sont aussi des causes d'impuissance. Nous pouvons en dire autant de la crainte que conçoivent certains individus en accomplissant l'acte, de ne pas s'en tirer à leur honneur. C'est là une cause d'impuissance beaucoup plus commune qu'on ne le suppose généralement.

Le respect poussé à l'extrême pour la personne aimée peut aussi amener une impuissance temporaire La mauvaise nourriture, l'abus ordinaire et déjà ancien des liqueurs spiritueuses peuvent également la produire, comme le peuvent aussi l'abus des boissons alcooliques, bien qu'il ne soit pas encore dégénéré en habitude, les indigestions, etc. Nous avons des raisons de croire que les excès de boisson donnent lieu à la syncope génitale.

*Traitement.* — Le traitement à suivre dépend, cela va sans dire, de la cause de la maladie. Il peut néanmoins consister : 1° à éloigner de l'esprit tout ce qui tiendrait à exciter inutilement l'action des organes génitaux; 2° à fortifier le système s'il a besoin d'être relevé; 3° à régulariser les fonctions si elles sont dérangées; 4° à faire disparaître, d'un côté, la faiblesse musculaire; de l'autre, la susceptibilité nerveuse; ou, en d'autres termes, à établir l'équilibre entre le système musculaire et le système nerveux.

Si l'impuisance est le résultat d'une irritation morale ou physique, au lieu de prescrire des narcotiques qui sont si nuisibles aux fonctions digestives, on doit recommander un exercice modéré, une diète lactée et végétale, et tenir l'esprit dans un état de tranquillité parfaite, débarrassé de toute pensée qui pourrait enflammer l'imagination. Le malade doit en outre s'abstenir de mets épicés et de boissons alcooliques, prendre de l'exercice en plein air à la campagne, et se livrer à des occupations utiles qui fixent toute son attention, selon la bonne et ancienne maxime :

« Otia si tollas, periere Cupidinis arcus. »

Si, cependant, on remarque de l'atonie chez le malade, il faudra suivre un traitement tout opposé. Les bains froids et d'autres toniques seront alors indiqués.

Si la cause de l'impuissance était l'habitude de la masturbation, le premier précepte à suivre, le meilleur, l'indispensable précepte, serait de renoncer complétement à cette pratique meurtrière, et d'adopter ensuite un régime fortifiant; de bannir de l'imagination toute idée, tout souvenir qui pourrait réveiller un penchant déjà ancien et qui n'est qu'assoupi, et de rétablir les fonctions digestives ou toutes autres qui ont pu être dérangées par cette funeste habitude. Pour accomplir ce dernier objet, qui, soit dit en passant, est de la plus haute importance, il faut de toute nécessité, pour les raisons déjà expliquées, avoir recours au médecin.

Lorsque la cause de l'impuissance est d'une nature purement morale, dépendant seulement des sentiments de l'individu, et qu'elle n'est accompagnée d'aucune lésion physique ou corporelle, la guérison est à la portée de quiconque voudra observer les conditions nécessaires. Les malades de cette classe sont généralement d'un tempérament nerveux ; ils sont aisément excités, sentent fortement, et la moindre cause suffit pour les alarmer et leur faire appréhender de n'être pas capables d'accomplir l'acte viril. Par un examen attentif on reconnaîtra généralement, sinon toujours, que les individus de ce caractère ont été adonnés dans leur jeune âge à la masturbation. Ils ont le sentiment intérieur de ce vice, et cette idée les poursuit dans un âge plus avancé et les fait douter, ou même désespérer tout à fait de leur puissance virile. Le traitement de ces personnes doit être en partie physique, mais surtout moral. C'est dans des cas de ce genre que le grand Hunter réussissait principalement. Il prescrivait l'abstention des plaisirs sexuels, pour un temps déterminé, et une diète tonique. Il arrivait souvent qu'avant l'expiration du temps fixé, la confiance était rendue au malade.

---

## DES ÉCOULEMENTS

### PAR LE CANAL DE L'URETRE.

Nous n'entrerons pas ici dans des considérations sur l'écoulement gonorrhéique, parce que nous nous proposons de traiter à fond de cette affection dans un autre chapitre. Il y a, cependant, d'autres écoulements, et même d'une nature sérieuse, qui réclament souvent l'intervention attentive d'un médecin habile. Le principal est ce que quelques-uns appellent blennorrhagie, et qui n'est, à proprement parler, qu'une conséquence d'une gonorrhée négligée ou traitée sans discernement. Nous en parlerons plus loin. Il existe un autre genre d'écoulement, qui, eu égard à la cause qui le produit, exige la plus prompte attention, c'est l'écoulement de la semence, sans qu'il y ait eu de rapprochement sexuel, ou même durant le sommeil. Ces émissions sont invariablement le résultat d'une débilité générale, presque toujours causée, malheureusement, par une longue habitude de la masturbation. *Cette affection est caractérisée par l'émission de la semence dès la première tentative de rapprochement sexuel, et souvent avant qu'une érection complète n'ait lieu; quelquefois même la seule action de s'asseoir dans un appartement chaud ou devant un lit suffisent pour la produire.* Nous avons journellement des exemples d'une telle débilité, et notre règle invariable, qui manque rarement son effet, est de prescrire un traitement régulier par les toniques, appropriés à la nature de la maladie et à l'état particulier du malade. Comme cette maladie est très-fréquente et qu'elle a l'influence la plus sérieuse sur le bonheur des individus qui en sont affectés, aussi bien que sur la prospérité de la société, nous redoutons de fixer aucune règle précise de traitement : en conséquence, nous recommandons aux malades d'avoir recours, sans délai, au médecin praticien.

M'Dougall, dans son excellente traduction du traité de *Lallemand, sur la Spermatorrhée,* dit:

« Un autre symptôme très-fréquent dans les cas de spermatorrhée, est la présence d'un écoulement urétral au moindre excitement. Plusieurs cas de ce genre m'ont passé sous les yeux, les patients m'ayant consulté pour cet écoulement. Ces cas donnent souvent lieu à des soupçons désagréables et causent beaucoup de chagrin dans les familles, surtout parce qu'ils se présentent souvent chez des hommes mariés. Les symptômes en sont souvent aussi sévères que ceux d'une gonorrhée virulente, et l'écoulement est accompagné d'une vive irritation dans le voisinage de la prostate, et d'un fréquent besoin d'uriner. Chez un homme marié qui me consulta, l'écoulement survint après avoir pris un seul verre de grog dans la soirée; — il est vrai que ce monsieur n'avait pas depuis plusieurs années l'habitude de prendre des liqueurs spiritueuses, parce qu'il était généralement d'une mauvaise santé. L'écoulement dans des cas pareils est plus épais que celui d'une gonorrhée ordinaire, et s'attache au linge par places comme de la colle. Si l'on frotte ces places, elles s'écaillent et ne laissent presque plus de marques; l'écoulement pénètre rarement à travers le calicot, de manière que de l'autre côté de la chemise il y a peu ou point d'apparence de tache. En mouillant le linge, l'écoulement est visqueux au toucher et ne se lave qu'avec peine. Je suis porté à croire que ces écoulements ne sont pas contagieux; mais, quoi qu'il en soit, le rapprochement sexuel doit être évité à cause du préjudice qui pourrait en résulter pour le patient lui-même. La plupart du temps, d'ailleurs, la copulation est impossible pendant les premiers progrès de l'écoulement, les érections étant extrêmement douloureuses.

» J'ai généralement appris des malades en les questionnant, que leur écoulement avait plus ou moins de rapport avec un défaut de la puissance générative. Dans le cas que je viens de citer, l'impuissance était presque complète, et dans un cas semblable qui se montra chez un chirurgien marié, le pouvoir avait bien diminué. L'un et l'autre de ces malades étaient dans la force de l'âge, et tous deux avaient, dans leur jeunesse, mené une vie irrégulière.

» Je suis porté à croire que l'irritation dans des cas pareils siége à la partie postérieure de l'urètre. Le chirurgien auquel j'ai fait allusion, il est vrai, se croyait affecté d'une congestion de la prostate dont un grand nombre des symptômes accompagnent l'écoulement que j'ai décrit, particulièrement les envies fréquentes d'uriner, et la sensation éprouvée comme si la vessie n'était jamais complétement vidée, ou comme si deux ou trois gouttes d'urine restaient dans la partie postérieure de l'urètre.

» Cette forme particulière d'écoulement urétral a été jusqu'ici, je le crois, confondu la plupart du temps avec la gonorrhée contagieuse; beaucoup de membres de notre profession sont même dans l'habitude de considérer tout écoulement de l'urètre, sans distinction, comme le résultat d'un coït impur, quelque positif que puisse être le patient dans l'assurance qu'il n'y a rien de semblable. Dans tous les cas que j'ai observés jusqu'ici cependant, les patients ont avoué qu'ils avaient été antérieurement affectés de gonorrhée contagieuse — souvent même plusieurs fois. Les écoulements que je viens de décrire ne sont pas rares, du moins je le pense, par le nombre de cas que j'ai rencontrés dans ma pratique, depuis que mon attention s'est portée sur ce sujet, et ils méritent certainement l'examen le plus sérieux de la part des praticiens. »

## GONORRHÉE.

La maladie qui porte ce nom (vulgairement appelée *clap*, en anglais, peut s'offrir au médecin sous la forme aiguë ou sous une forme chronique. Suivant l'opinion d'un praticien qui fait autorité sur ce sujet, elle n'est pas nécessairement aiguë dès l'invasion; « mais, » dit Langston Parker, dans son admirable ouvrage *Sur le traitement moderne des maladies syphilitiques*, dédié à M. Ricord, chirurgien de l'hôpital des Vénériens à Paris, « la gonorrhée, maladie si commune, est peut-être plus qu'aucune de celles qui se présentent à l'examen du chirurgien, une source d'ennui pour lui et d'anxiété et de fatigue pour son malade. Cela vient, nous le pensons, en grande partie d'un défaut de connaissance exacte de ses modifications et de ses variétés (1), et par conséquent de quelque incertitude dans le traite-

(1) Variétés de la Gonorrhée. — *Ricord.*

Première espèce. — Gonorrhée chez la femme :

Variétés siégeant dans { la vulve, le vagin, l'utérus, l'urètre, } peuvent exister seules ou diversement combinées.

Seconde espèce. — Gonorrhée chez l'homme :

Variétés siégeant { dans l'urètre, sur le prépuce, ou sur le gland, } peuvent exister seules ou diversement combinées.

ment le mieux adapté à ses différentes formes. La gonorrhée consiste en une inflammation, plus ou moins aiguë, de la membrane muqueuse de l'urètre ou d'autres parties des voies génito-urinaires; laquelle inflammation est accompagnée de la sécrétion d'un fluide muco-purulent de couleur jaune ou verdâtre; de douleur, de démangeaison ou d'irritation en rendant l'urine, et, chez l'homme, d'érections fréquentes et involontaires du pénis.

» Nous croyons, avec les meilleurs pathologistes de ce temps, que la gonorrhée, bien qu'elle soit le résultat d'un coït impur et que conséquemment on l'appelle une maladie vénérienne, est une affection dont le caractère est totalement différent de celui des ulcères syphilitiques primitifs. Nous ne considérons pas comme fondée l'opinion de feu M. le docteur Wallace, que la syphilis et la gonorrhée sont des variétés de la même maladie (1); des témoignages récents, tirés des résultats de l'inoculation, prouvent d'une manière certaine, que jamais le pus de chancre n'a produit de gonorrhée, et *vice versâ* (2). Partageant ces idées, nous croyons, comme M. Cullerier, que la gonorrhée, proprement dite, est incapable de produire les symptômes secondaires, et que les exemples, comparativement très-rares néanmoins, dans lesquels on dit que cela s'est présenté, étaient dus à des chancres ou à des ulcères vénériens primitifs de l'urètre, qu'un diagnostic imparfait a d'abord pris pour une gonorrhée.

» Les causes de la gonorrhée sont de diverses sortes; la plus fréquente, cependant, est la cohabitation avec une femme infectée de la même mala-

(1) *Sur le mal vénérien*, etc., p. 284 et *passim*.

(2) *Voy.* Ricord et les auteurs cités par lui dans l'ouvrage ci-dessus mentionné; et aussi Cullerier, dans l'ouvrage de Lucas Championnière, p. 384, etc., etc.

die. *Il est certain que l'inflammation avec écoulement muco-purulent de l'urètre, peut être le résulta de relations avec des femmes qui sont affligées de diverses formes de maladies, telles que l'inflammation du vagin;* les lochies ou les évacuations menstruelles, les flueurs blanches, les ulcérations de genres divers non syphilitiques, les différentes affections morbides du col de l'utérus, parmi lesquelles Cullerier et Rattier mentionnent particulièrement l'ulcère cancéreux. Il me paraît évident que, dans l'état présent de la science, il est impossible de reconnaître avec certitude quelle peut être la cause de la gonorrhée qui suit le coït, à moins de soumettre la femme à l'examen avec le spéculum; d'où M. Ricord maintient qu'on ne peut avoir aucune confiance dans des allégations de ce genre, si l'on n'a employé le spéculum comme moyen de confirmer le diagnostic; l'état de la constitution au moment de l'infection doit être aussi regardé comme une cause prédisposante. La gonorrhée est quelquefois due à des causes indépendantes du rapprochement sexuel, telles que la masturbation, la constipation habituelle, l'inflammation de la prostate, certains états morbides de la vessie ou des uretères, particulièrement la présence de calculs dans ces organes, les hémorroïdes et l'usage immodéré ou excessif du vin ou des liqueurs fermentées en général. Chez les enfants, cette maladie provient quelquefois de la dentition ou des vers intestinaux. Elle reconnaît encore pour cause la goutte ou une diathèse scorbutique, ou bien elle vient à la suite de la suppression d'écoulements habituels, ou de la guérison d'éruptions cutanées d'ancienne date. A toutes ces causes, qui sont strictement internes, viennent s'ajouter des causes externes, telles que des lésions du pénis et d'autres de diverses sortes. »

L'inflammation gonorrhéique peut se répandre sur une large surface, et « peut envahir, à la fois, tout l'urètre, la vessie, les testicules, le gland et le prépuce chez l'homme; et chez la femme, les nymphes, le clitoris, les grandes lèvres, le vagin, etc.; et commençant ainsi vers l'extrémité du prépuce, dans la fosse naviculaire, il n'est pas rare de la voir se glisser lentement vers les parties postérieures de l'urètre, vers la vessie ou les testicules, tandis qu'elle décroît ou cesse entièrement vers les parties premièrement affectées (1). » Elle peut se borner à la membrane muqueuse même, ou s'étendre jusqu'aux tissus qui sont au-dessous; dans le dernier cas, l'irritation détermine constamment un flux de sang dans le tissu érectile du corps caverneux et du corps spongieux, qui occasionne une tension continuelle du pénis. Quelquefois l'inflammation est renfermée dans quelque partie du canal, produisant de l'épaississement, de l'épanchement dans le tissu cellulaire sous-muqueux, et dans quelques cas de l'ulcération; sous ces différentes formes, la maladie prend un caractère plus local, et n'est plus si apte à se répandre par continuité du tissu.

Lorsque la gonorrhée commence à se montrer, les symptômes qui la caractérisent sont une démangeaison, une sorte de picotement à l'extrémité du pénis, et une légère douleur sous le frein. Quelque temps s'écoule entre le moment de l'infection et l'irruption de la gonorrhée. Il est généralement admis que la gonorrhée se déclare plus promptement après l'infection que le chancre. Elle peut cependant différer son apparition pendant deux ou trois semaines. Le malade éprouve d'abord une légère sensation de chaleur et de malaise vers l'orifice de l'urètre, dont

(1) Wallace, pp. 237-8.

les bords se gonflent et deviennent rouges: bientôt après l'écoulement se manifeste. Un fluide ténu et jaunâtre sort de l'urètre, augmente de quantité, et devient épais et jaune; il a souvent une teinte verdâtre. Si l'inflammation est sévère, le passage de l'urine cause de la cuisson, comme une sensation de brûlure, et une douleur très-vive qui s'étend le long du canal de l'urètre, depuis le gland jusqu'au périnée. Après l'excrétion de l'urine, la sécrétion augmente et coule abondamment de l'urètre. Les symptômes redoublent de violence si l'on n'appelle pas de bonne heure un médecin, et ils durent un certain temps; alors, dans quelques *cas rares*, ils commencent à décliner, la douleur en urinant baisse graduellement; l'écoulement n'est plus si abondant et va décroissant jusqu'à ce qu'il disparaisse entièrement. Dans un cas semblable, qui n'est certainement pas commun, la durée de la maladie peut varier entre trois et six ou sept semaines. Dans d'autres cas, l'écoulement, au lieu de disparaître complétement, diminue, s'épaissit, perd de sa couleur jaune vif et quelquefois même devient tout à fait incolore. Le sentiment de brûlure que cause le passage de l'urine cesse, et il ne reste d'aûtres symptômes que l'augmentation de la sécrétion. En cet état la maladie peut durer très-longtemps, plusieurs mois — ou même plusieurs années: elle reçoit alors le nom de *Blennorrhagie*.

Néanmoins les personnes affectées d'une gonorrhée ne s'en tirent pas souvent aussi facilement. Il existe fréquemment une très-forte inflammation; le pénis se gonfle et prend une couleur d'un rouge vif; les lèvres de l'urètre deviennent enflées et rouges; le prépuce boursouflé et œdémateux au point de recouvrir complétement le gland, constituant ce qu'on appelle un *phimosis* (*Voy.* PLANCHE 9, *Fig.* 2); en même temps l'inflammation s'étend le long du canal de l'urètre jusqu'à la vessie dont la membrane muqueuse, dans quelques cas graves, se trouve même atteinte; une vive douleur s'étend alors le long du périnée et dans la région antérieure de la vessie. Le malade est en outre tourmenté par de pénibles érections, particulièrement quand il est au lit. Ces érections se renouvellent fréquemment et lui causent la plus vive douleur, par suite de l'épanchement de lymphe coagulable, soit dans l'intérieur du corps caverneux, soit dans la partie spongieuse de l'urètre. Lorsque le pénis est en érection, il se courbe en forme d'arc —c'est ce qu'on nomme ordinairement chaude-pisse cordée (*Voy.* PLANCHE 9, *Fig.* 1), parce que le membre semble être attaché avec une corde.

L'inflammation, avons-nous dit, s'étend quelquefois jusqu'à la vessie, ce que l'on reconnaît à un désir incessant d'uriner et à une vive douleur quand on satisfait ce désir. La sensation de brûlure causée par le passage de l'urine devient alors intolérable, et par suite de l'état de congestion des vaisseaux qui tapissent l'urètre, le calibre de ce canal se rétrécit, l'urine sort en un jet plus mince, et la douleur s'en augmente encore. Si la maladie est négligée, ces symptômes s'accroissent à un tel point, que l'urine s'écoule goutte à goutte, ou qu'une rétention complète peut avoir lieu, d'où peut survenir une rupture de la vessie, et enfin la mort. Il arrive quelquefois que quelques-uns des vaisseaux trop dilatés se rompent et qu'il s'écoule du sang avec l'urine; c'est là une circonstance plutôt favorable qu'alarmante, en ce que la partie s'en trouve soulagée. Tels sont les caractères qui distinguent la gonorrhée dans sa forme la plus sévère.

« Il est d'une immense importance, » dit Parker, dans son ouvrage dédié aux jeunes membres de la profession, « de prévenir la gonorrhée ou de l'arrêter dès son commencement, puisque la durée en est, dans beaucoup de cas, presque indéfinie et que les conséquences en sont si graves. Les patients, dans un état d'alarme après un coït suspect, viennent souvent demander l'avis de leur chirurgien avec les symptômes suivants: une légère irritation de l'urètre, des tiraillements dans le pénis et les testicules; du malaise en rendant les urines; avec de la rougeur et de la tuméfaction dans les lèvres du méat, et un léger accroissement des sécrétions naturelles de la membrane muqueuse de l'urètre même. Ces symptômes n'indiquent pas, comme le fait observer avec raison M. Ricord, qu'une gonorrhée a été contractée, puisque l'excitation exagérée des organes génitaux, sans infection, peut les produire; mais, dans l'absence positive de tout moyen d'établir un diagnostic différentiel entre cet état et le commencement d'une véritable gonorrhée, il convient que le patient soit prudent. M. Ricord est d'opinion que beaucoup de gonorrhées pourraient être évitées, et les symptômes arrêtés dès le début, si les patients ne commettaient pas des erreurs ou des excès de régime à cette période, et ne continuaient pas à s'exposer à tous les genres d'excitement. Cette opinion est digne de la plus grande attention, puisque l'on voit communément un écoulement de l'urètre se déclarer et continuer pendant quelques jours après une débauche, puis s'arrêter de lui-même (1). Lorsque les symptômes que nous avons indiqués font leur apparition, le patient devrait s'astreindre à la diète la plus sévère, garder le re-

(1) Les recherches de M. Lombard, de Genève, prouvent que l'usage immodéré de la bière, du vin, etc., tend à produire des écoulements de l'urètre, et l'inflammation de la membrane qui la tapisse.

pos autant que possible dans une position inclinée, et prendre des apéritifs et des boissons rafraîchissantes. Il faut s'abstenir de bain chaud ; cela seul, en pareil circonstance, a souvent produit la maladie ; lorsque le temps est chaud, on peut faire usage du bain froid. »

*Traitement.* — Avant de procéder à donner une esquisse du traitement convenable pour guérir la gonorrhée, nous supplions ceux de nos lecteurs qui n'appartiennent pas à la profession médicale d'avoir recours à un médecin, dès qu'ils conçoivent le plus léger soupçon d'être infectés. En agissant ainsi, ils s'épargneront bien des souffrances et des ennuis, et préviendront quelques-unes des conséquences les plus douloureuses de la gonorrhée, nous voulons dire la formation de la blennorrhagie dont nous avons déjà parlé. Si le malade est attaqué de la gonorrhée pour la première fois, nous obtenons toujours plus de succès par l'adoption des remèdes antiphlogistiques, savoir : les purgatifs salins et l'antimoine. Le malade doit rester couché si sa position de fortune le lui permet ; le pénis et les testicules doivent être soutenus par un suspensoir. S'il est obligé de vaquer à ses affaires, il doit éviter avec soin tout exercice fatigant et toute espèce d'excès. La diète est un point qui demande une attention particulière — elle doit être débilitante ; le malade s'abstiendra de toute nourriture animale durant la période inflammatoire ; il ne prendra ni vin ni liqueurs spiritueuses. Dans quelques cas il peut être nécessaire de tirer du sang du bras et d'appliquer des sangsues ou des ventouses scarifiées aux lombes et au périnée. Après avoir bien nettoyé les intestins, les sudorifiques — tels que l'acétate d'ammoniaque et de nitre liquide — le nitre et la crème de tartre — et les antimoniaux seront administrés à hautes doses. Les boissons mucilagineuses — telles que la décoction de graine de lin, l'eau d'orge et autres semblables, devront être prises en abondance, afin de laver l'urine et de la rendre moins stimulante pour l'urètre enflammée. Les solutions alcalines, telles que la potasse liquide, sont très-utiles à cet effet. Nous avons reconnu que le mieux était de l'administrer à faible dose d'environ dix gouttes immédiatement après l'évacuation de l'urine. S'il existe une grande douleur vers l'urètre et la vessie, après avoir fait usage de ces remèdes très-actifs, nous recommanderons au malade d'avoir recours aux bains chauds, et de prendre une forte dose de poudre de Dover, d'opium ou de jusquiame. Si la sensation douloureuse de la vessie et de l'urètre persiste, on continuera avec persévérance l'usage d'antiphlogistiques actifs. Dans les cas de gonorrhée bénigne, des moyens moins énergiques suffiront: les intestins doivent être tenus libres, le malade doit observer le repos et une diète débilitante, prendre du nitre et de la crème de tartre, et boire abondamment des tisanes adoucissantes. Quand le pénis est très-enflammé, on peut obtenir du soulagement par l'application du froid: dans certains cas, cependant, les fomentations chaudes produisent plus d'effet: l'immersion fréquente du pénis dans l'eau chaude est utile dans tous les cas.

Il règne une grande diversité d'opinions au sujet de l'utilité ou de la convenance d'employer les injections dans le traitement de la gonorrhée. Ces applications locales sur les membranes muqueuses de l'urètre ont été divisées en trois ou quatre classes, — ainsi l'on a des injections émollientes, sédatives, astringentes et stimulantes; mais il faut se rappeler que si l'emploi des injections une ou deux fois produit une vive douleur et que la sensation de brûlure au passage de l'urine s'en trouve beaucoup augmentée, on doit recourir à d'autres moyens de guérison. Tout ce que nous venons de dire au sujet du traitement de la gonorrhée peut être considéré comme se rapportant au traitement *rationnel* que l'on serait conduit à adopter *à priori* en réfléchissant que la pathologie de la maladie est l'inflammation, et que le siége de cette inflammation est la membrane muqueuse de l'urètre. Nous allons maintenant examiner le traitement *empirique*, genre de traitement, qui a la recommandation de l'*expérience*, mais qui n'est pas celui qu'on serait porté à adopter par le raisonnement. On a employé dans le traitement de la gonorrhée certains remèdes qui ont été reconnus exercer la plus grande influence sur la maladie, et qui sont peut-être les derniers qu'ont eût dû s'attendre à trouver avantageux. L'un de ces remèdes est le *poivre de Cubèbe* ou *poivre de Java*. Si la maladie existe depuis un temps assez long, il y a moins de probabilité que le remède puisse agir. Il faut remarquer aussi que la présence de graves symptômes inflammatoires ne contre-indique pas l'emploi de ce médicament. Après le remède dont nous venons de parler, celui que l'expérience a fait reconnaître comme le plus utile dans le traitement de la gonorrhée est le baume de copahu. On peut l'administrer par gouttes dans du vin blanc, ou combiné avec un mucilage sous forme de potion. Une autre manière de prendre le copahu est de le verser par gouttes sur de la cassonade; on peut encore l'administrer dans une mixture combinée avec la potasse liquide. Pourvu qu'on ait d'abord essayé des remèdes antiphlogistiques, notre expérience nous autorise à affirmer que le baume de copahu réussit parfaitement pour mener à bonne fin l'inflammation. Il convient peut-être de mentionner ici que l'usage longtemps continué de ce médicament peut produire une éruption de *roséole* sur tout le corps, accompagnée de fièvre, de céphalalgie et d'empâtement de la langue; si cela arrivait, il n'y aurait qu'à prescrire des purgatifs salins, une diète sévère et le repos.

Il est bon de faire remarquer quelques autres circonstances qui accompagnent quelquefois la gonorrhée. Et d'abord l'inflammation de l'urètre peut occasionner celle des glandes inguinales, ou des bubons; ce symptôme n'embarrassera pas beaucoup si l'on persiste avec soin dans l'emploi des antiphlogistiques et que le malade observe le repos; le traitement de la tumeur sera conduit suivant les règles ordinaires. Le médecin inexpérimenté, ou le malade lui-même, s'il se fie à son propre jugement, peuvent, dans ce cas, commettre une erreur sérieuse, soit en employant le mercure pour un bubon qui n'est que sympathique et non vénérien, ou bien en considérant comme purement sympathique un bubon qui est réellement syphilitique. Ici encore nous ne saurions trop engager le malade d'avoir recours immédiatement à un médecin praticien, seul capable de distinguer, avec quelque certitude pour son salut, entre les deux cas.

Une autre suite ordinaire de la gonorrhée est le *phimosis*, tel que le montre la PLANCHE 9, *Fig.* 2 (et qui souvent se termine par la destruction complète du gland (Voy. PLANCHE 12, *Fig.* 1 et 2), c'est-à-dire une contraction de la paroi interne du prépuce à son orifice, de manière qu'elle ne puisse plus découvrir le gland. Dans ce cas il faut faire usage de remèdes locaux pour réduire l'inflammation; la propreté est absolument nécessaire; le malade doit aussi faire des injections avec quelque liquide émollient entre le prépuce et le gland, afin d'empêcher le dépôt de l'écoulement gonorrhéique, dont le séjour irriterait la membrane délicate de la peau qui recouvre le gland et celle qui tapisse le prépuce, augmenterait l'inflammation de ces parties et pourrait donner lieu à des ulcérations sérieuses (Voy. PLANCHE 11, *Fig.* 3). D'où la nécessité de faire des injections souvent répétées au moyen d'une seringue.

Quelquefois c'est l'état contraire qui a lieu et qui est accompagné de plus de souffrance et d'ennui encore, nous voulons parler du *paraphimosis* (Voy. PLANCHE 9, *Fig.* 1). Il se présente généralement chez les personnes qui ont le prépuce court, et provient de ce que le prépuce s'étant glissé derrière le gland et s'étant gonflé dans cette situation, y forme un étranglement très-douloureux qui peut se terminer par le sphacèle de la partie. Ce que nous conseillerions en pareil cas serait que le malade prît un vase d'eau froide et bassinât la partie avec une éponge ou avec de la charpie pour la rafraîchir. Ensuite le médecin doit presser légèrement avec le pouce le gland tuméfié, ou avec le pouce et l'index d'une main, tandis qu'avec les mêmes doigts de l'autre main il tire peu à peu, de manière à le ramener sur le gland, l'orifice du prépuce. Il doit procéder lentement, pressant pour expulser le sang du gland, autant qu'il est possible, afin d'en réduire la grosseur, puis faisant en sorte de le pousser graduellement dans l'ouverture que forme l'orifice, en même temps qu'il attire doucement le prépuce en avant, il réussira par là à remettre les parties en place et à tirer le malade d'une situation vraiment pénible et désagréable. Si le prépuce, cependant, est resté longtemps dans cette situation anormale, il sera nécessaire de débrider l'étranglement à l'aide du bistouri.

Quelquefois l'irritation causée par l'écoulement gonorrhéique produit des verrues, soit sur le gland, soit sur le prépuce de l'homme; et chez la femme, à l'orifice du vagin, aux nymphes, au périnée et à la marge de l'anus. Quand elles sont d'un volume médiocre, elles doivent être traitées par des substances irritantes ou escarotiques. On doit premièrement s'efforcer d'arrêter la cause qui les produit — c'est-à-dire l'écoulement — ainsi que l'état d'inflammation et d'excoriation de la surface sur laquelle ces verrues se forment. Cela fait, il faut frotter les verrues avec du nitrate d'argent, ou les saupoudrer de quelque irritant tel que la poudre de Sabine ou l'acétate de cuivre. Lorsqu'elles sont volumineuses, cependant, elles ne cèdent pas à ces remèdes, il faut alors les enlever à l'aide du bistouri ou avec des ciseaux, et quelques jours après en frotter la surface avec le nitrate d'argent afin d'en prévenir la récidive. Quelques médecins préconisent les acides forts, ou l'acide acétique, qui agit en détruisant la vitalité de la partie.

La gonorrhée donne encore lieu au *gonflement des testicules* (Voy. PLANCHE 14, *Fig.* 1). Cela n'est ni plus ni moins que l'inflammation active de ce corps glanduleux, et cette affection doit être traitée par les moyens antiphlogistiques ordinaires; — des saignées copieuses par les sangsues, des fomentations chaudes, des cataplasmes, garder le lit, et une purgation énergique. Lorsque le gonflement ne cède pas à ces moyens, nous tirons un grand secours de l'emploi du tartre stibié de manière à entretenir des nausées et même des vomissements — cela nous réussit très-bien. Le repos au lit est du plus grand avantage, et le malade doit éviter de vaquer à ses affaires trop tôt après sa guérison.

« Dans la gonorrhée l'écoulement est généralement plus fréquent et l'inflammation plus aiguë que dans la leucorrhée. Dans la première de ces maladies, les glandes inguinales sont plus souvent augmentées de volume, ramollies et douloureuses, et l'affection s'étend jusqu'à l'urètre pour les deux tiers des cas (1). »

« J'ai avancé, « dit Parker, » que j'avais vu une sévère inflammation du gland et du prépuce, avec ulcérations, avoir lieu après des relations avec des femmes affectées de leucorrhée ou de flueurs blanches. Je rapporterai un cas de ce genre qui fit une grande impression sur moi, à cause de l'anxiété et du chagrin qu'il causa dans la famille où il se présenta. Une dame du caractère le plus irréprochable, mère de neuf enfants, vers le septième mois de sa dixième grossesse, devint affectée de démangeaisons et de gonflements des grandes lèvres, et d'un écoulement muco-purulent du vagin ; son mari me consulta quelques semaines après (bien qu'il n'eût certainement pas eu d'autres rapports) pour une vive inflammation et l'excoriation de la surface du gland et du prépuce, d'où s'échappait un fluide muco-purulent. Quelques lotions astringentes légères firent bientôt disparaître le mal, auquel on ne pensa plus. Cette dame, cependant, devint enceinte de nouveau, et vers la même époque de sa grossesse, sa leucorrhée se représenta plus violente que la première fois. Son mari me consulta encore : la surface interne du prépuce et du gland était enflée, d'un rouge vif, douloureuse, et couverte de petites ulcérations ; en quelques places la membrane muqueuse était dénudée et laissait voir une surface d'un rouge foncé, sécrétant un pus épais. Le mode général de traitement recommandé dans l'article *Balanitis*, fut suivie, mais la maladie devint

(1) *Voy.* le mémoire de M. Ricord, dans les Mémoires de l'Académie de médecine, 1833.

excessivement lente et tourmentante; une collection de ces petites ulcérations n'était pas plutôt passée qu'il s'en présentait une autre; les surfaces dénudées s'étendaient et prenaient le caractère d'ulcères de mauvaise nature, jusqu'à ce qu'enfin un phymosis complet se déclarât, et ce ne fut qu'après bien des semaines de traitement que le malade fut parfaitement guéri.

» Cette observation prouve certainement que des ulcérations graves peuvent venir à la suite de rapports avec des femmes qui sont sous l'influence de la leucorrhée, mais que ces ulcérations en elles-mêmes n'ont aucun caractère spécifique, et qu'elles cèdent à une méthode générale de traitement. Je n'ai jamais rencontré de véritable gonorrhée urétrale succédant à des rapports avec des femmes affectées seulement de leucorrhée. Je regarde comme impossible que des symptômes contitutionnels ou secondaires puissent être la conséquence de maladies de ce genre. »

Avant de terminer ce chapitre sur la gonorrhée, nous désirons faire quelques remarques sur l'usage des *injections*. Beaucoup de chirurgiens en proscrivent l'usage, par le motif qu'elles donnent lieu au rétrécissement et à d'autres affections de l'urètre. Selon nous, ces résultats doivent être attribués plutôt à la longue durée de l'action inflammatoire sans être combattue. Nous rencontrons souvent dans la pratique deux états différents de l'urètre, qui causent au malade et au médecin beaucoup de tourment. Le premier de ces états est quand une gonorrhée de mauvaise nature n'a pas été radicalement guérie, et qu'il reste encore un léger écoulement de quelques gouttes, mêlées et délayées avec le mucus glaireux et transparent de l'urètre; cela dénote encore le caractère et la nature infectante d'un véritable écoulement gonorrhéique, et tant qu'il dure, il faut interdire sévèrement au malade tout rapprochement sexuel : le second état est qu'il arrive souvent qu'un homme qui a été débarrassé depuis plusieurs mois peut-être d'une gonorrhée fatigante, éprouve, à chaque rapprochement, un retour de l'écoulement, sans qu'il s'y joigne de sensation de brûlure, probablement, ni beaucoup de douleur en urinant : on s'en rend maître au moyen des injections, mais après avoir pris de l'exercice, ou avoir bu du vin, et surtout après le rapprochement sexuel, l'écoulement revient et fatigue beaucoup ceux qui en sont affectés. C'est alors le cas d'examiner l'urètre avec une sonde métallique assez grosse pour remplir le canal sans cependant trop le dilater. Cela fera très-souvent découvrir l'état d'irritation de l'urètre, qui se dissipera par l'introduction, deux ou trois fois la semaine, de la bougie métallique. Si rien de cela ne réussissait, nous recommanderions l'adoption de notre mode de traitement tonique. Ce dernier état de la maladie est ce qu'on appelle une *blennorrhagie.*

On reconnaît encore un autre écoulement de l'urètre qui consiste uniquement en une surabondance du mucus naturel du canal, et qui est fréquemment la suite d'un relâchement général du système occasionné, soit par des excès vénériens, soit par l'habitude de la masturbation, et qu'on a nommé avec raison « le fléau de la jeunesse, et l'abondante moisson de l'astucieux charlatan. » Dans ce cas nous ne pouvons qu'indiquer, comme unique moyen de guérison, la cessation complète de la cause, et le prompt recours au médecin.

Lorsque la gonorrhée se présente chez des personnes affectées de rhumatisme, elle attaque souvent la membrane muqueuse de l'œil (Voy. PLAN-

CHE 13, *Fig.* 1 et 2), tantôt y comprenant la *sclérotique*, tantôt même s'étendant jusqu'à l'iris, c'est-à-dire jusqu'à la contexture fibreuse de l'organe. Ces affections des yeux doivent être traitées par les moyens antiphlogistiques ordinaires : il n'y a pas néanmoins un moment à perdre pour consulter le médecin, car la destruction de l'organe pourrait suivre rapidement ce genre d'inflammation.

Un autre résultat de la gonorrhée est le *rhumatisme*, qui peut attaquer les genoux, les pieds, les poignets ou les chevilles : dans tous ces cas il y a gonflement des articulations. Pour traitement : — la saignée, les purgations par le calomel, l'antimoine et la colocynthine, sont les premiers moyens à employer. Ensuite on fera usage du mercure pour empêcher ces changements de structure qui pourraient arrêter les mouvements des articulations — il faut aller jusqu'à la salivation. La colchique rend aussi des services. Comme la maladie tient évidemment à une cause constitutionnelle, elle ne cédera pas à des remèdes purement locaux ; en effet, nous ne connaissons pas de maladie qui requière plus impérieusement l'assistance d'un médecin que le *rhumatisme gonorrhéique*. Nous ne saurions trop insister auprès du lecteur étranger à la science médicale pour qu'il ne se fie en aucune manière à son propre jugement dans l'adoption du traitement que nous venons de recommander — différentes phases de la maladie demandent un changement complet dans le mode de traitement ; d'où la nécessité absolue de consulter un médecin habile même dans les cas les plus simples

# SYPHILIS.

Le virus syphilitique, appliqué sur la peau, y produit de l'inflammation et de l'ulcération, et finit par déterminer une plaie généralement appelée du nom de chancre (on en voit une variété PLANCHE 10, *Fig*. 1, 2, 3 et 4). Les chancres se montrent le plus ordinairement sur le pénis de l'homme et sur les grandes lèvres de la femme. Néanmoins ils peuvent occuper d'autres parties du corps. On en a vu sur les bras et sur les mains des sages-femmes qui avaient accouché des personnes affectées de syphilis, surtout si l'épiderme était entamé par des égratignures dans quelque partie de ces membres. Le chancre se présente d'abord sous forme d'une sorte de pustule ou de bouton; la base en est plus ou moins enflammée suivant la place qu'il occupe. S'il est placé sur le gland, l'inflammation de la base est généralement légère, les parties environnantes étant relativement à d'autres d'une structure compacte; si au contraire le chancre se montre sur le prépuce, l'inflammation qui l'avoisine est ordinairement considérable. Au début, et tant qu'il est sous la forme de pustule, le chancre est accompagné de démangeaison; même lorsqu'il se change en ulcère, il n'occasionne pas de bien vives douleurs. Le siége ordinaire du chancre est le voisinage du *frein*, parce que, d'après la nature de cette partie, la sécrétion du virus et l'incubation s'y font plus facilement qu'en toute autre partie.

Il y a deux sortes de virus provenant d'un coït impur : l'un, le virus gonorrhéique, qui, mis en contact avec une surface muqueuse, y produit un écoulement de matière qui est contagieuse; l'autre, le virus syphilitique qui, comme nous l'avons déjà dit plus haut, appliqué sur la peau ou toute autre surface, y produit de l'inflammation et une ulcération qui reçoit le nom de *Chancre*; lorsque ce virus pénètre dans les glandes inguinales, il y occasionne un *Bubon* (voy. PLANCHE 11, *Fig.* 1); et si on lui laisse faire des progrès, il arrivera bientôt à sa forme la pire et la plus dangereuse (Voy. PLANCHE 13, *Fig.* 1 et 3).

Quant au *traitement* de la syphilis, nous déclarons ici que deux raisons nous engagent à ne point nous appesantir sur ce sujet dans un ouvrage destiné en quelque sorte à être lu par le peuple; — la première, c'est que tout avis que nous pourrions donner ici d'une manière générale serait tout à fait insuffisant, entre les mains d'un lecteur étranger à la profession médicale, pour en faire aucune application; la seconde, c'est que les ravages que cette terrible maladie peut exercer sur la constitution de l'infortuné qui en est infecté sont si effrayants, que nous n'osons rien dire au sujet de la *cure*, de peur que nous ne soyons peut-être assez malheureux pour porter quelque lecteur à avoir confiance dans son propre traitement, et que nous ne l'empêchions ainsi d'avoir recours à ce qui doit être son ancre de salut, nous voulons dire un médecin habile; mais je ne puis m'empêcher de revenir encore ici sur les modes de traitement adoptés par quelques-uns des premiers chirurgiens du continent, tels que MM. Ricord, Wallace et Cullerier.

M. Ricord établit trois formes sous lesquelles se montre la vérole primitive : sous forme de pustule, comme un simple ulcère ou chancre, auquel les syphilographes français donnent alors le nom de *chancre d'emblée*; et enfin, comme un ulcère succédant à une inflammation phlegmoneuse, laquelle a son siége dans un follicule, dans le tissu cellulaire ou dans les glandes, les vaisseaux ou les ganglions lymphatiques. Il est également important de remarquer ici que l'ulcère syphilitique primitif a deux périodes bien tranchées et bien distinctes : la première, d'ulcération ; la seconde, de réparation ou granulation ; chacune demandant un traitement à part et différent, soit localement, soit constitutionnellement.

La pustule vénérienne, lorsqu'elle nous est présentée assez tôt et qu'elle est convenablement située, doit être enlevée avec le bistouri ou avec les ciseaux, à moins que la pusillanimité du patient ne s'y oppose, auquel cas il faut l'ouvrir avec la pointe d'une lancette, et bien cautériser la surface interne à l'aide d'un crayon de nitrate d'argent ; on procède ensuite comme nous l'indiquerons pour le traitement de l'ulcère vénérien primitif.

Lorsque nous sommes appelé pour traiter une simple vérole primitive à sa première période, c'est-à-dire à celle d'ulcération, notre premier soin est de détruire la surface infectée et de la réduire à l'état d'une plaie simple. Cela s'accomplit par le moyen du nitrate d'argent, avec lequel il faut bien cautériser toute la surface de l'ulcère, en ayant soin d'éviter les parties, s'il y en a, où le travail de la granulation aurait déjà commencé.

« C'est, dit le docteur Wallace, pendant la période d'ulcération de la syphilis primitive, ou lorsque le travail de la granulation ne fait que débuter, que la plupart du temps nous sommes appelés ; et lorsque la maladie en est arrivée à ce degré, il n'y a aucun doute dans mon esprit sur la convenance et l'utilité pratique d'avoir recours au nitrate d'argent de manière à détruire la surface malade. J'ai traité, mainte et mainte fois, des ulcères syphilitiques primitifs avec ou sans ce caustique, dans des circonstances aussi semblables que possible sous tous les rapports, et le résultat m'a uniformément démontré les très-grands avantages du premier procédé sur le second. Il faut tailler en pointe le nitrate d'argent avant de s'en servir, puis en frotter soigneusement toutes les parties de la surface ulcérée (préalablement débarrassée de toutes ses croûtes au moyen de cataplasmes ou de fomentations émollientes), jusqu'à ce que les bords de l'ulcère deviennent noirs et sa surface d'une couleur cendre foncée. Mais si quelque partie de la surface ulcérée était entrée dans la période de granulation, il faudrait éviter cette partie, et borner l'application du caustique, autant que faire se peut, aux parties de l'ulcère qui sont encore dans la période d'ulcération (1). »

A la première apparence d'un ulcère vénérien, il faut apporter la plus grande attention à l'état général de la santé ; et il faut rappeler ici la règle d'or de Ricord, c'est que les symptômes variés des ulcères vénériens primitifs et les caractères qu'ils prennent ensuite, dépendent en grande partie, sinon totalement, de la constitution naturelle du patient, et de l'état particulier de sa santé au moment où il a absorbé le virus syphilitique. Ainsi, dans beaucoup de cas, un ulcère syphilitique primitif sur le pénis produit une inflammation locale et une fièvre des plus intenses. En pareille circonstance, le patient doit être traité selon les principes généraux ; il faut pratiquer des saignées générales ou locales, et tenir le ventre libre ; il doit observer la diète la plus simple, et garder le repos au lit, tandis que des cata-

(1) Wallace, ouvr. cit., p. 92, 93.

plasmes ou des fomentations émollientes sont appliquées sur l'ulcère. Il faut attendre que l'inflammation locale et la fièvre aient disparu, avant de penser à recourir au nitrate d'argent, et si la période d'ulcération était arrêtée par ces moyens et que l'ulcère fît mine de se cicatriser, il ne serait pas nécessaire, ni même sans danger, de s'en servir; quant à l'ulcère granuleux, il faudrait le traiter comme nous allons l'expliquer.

M. Cullerier, dans le traitement de l'ulcère vénérien primitif, tient ses malades au lit et leur prescrit une diète sévère: s'il y a de l'inflammation locale ou de la fièvre, il les saigne au bras, et fait couvrir l'ulcère d'un cataplasme de cérat opiacé ou d'une forte solution aqueuse d'opium. Toute inflammation locale et la fièvre qui l'accompagne doivent être maîtrisées avant de faire usage du nitrate d'argent; et pendant les deux ou trois jours que dure son application, le malade doit observer la diète, garder le lit, s'il est possible, et prendre chaque jour des apéritifs, à moins de contre-indication. Cette méthode a le double but d'empêcher ou d'amoindrir l'inflammation que peut causer l'application du caustique, et de préparer le malade pour tout traitement général ou local subséquent que la nature de l'ulcère pourrait exiger (1).

Durant la première période du traitement local du chancre, M. Ricord insiste particulièrement sur un régime approprié à la constitution du malade.

(1) Pendant ces deux ou trois jours que l'on passe à appliquer le caustique, le malade doit se préparer par un purgatif et par une grande régularité dans sa manière de vivre au traitement général subséquent; il peut faire usage de l'eau de Goulard sans déranger le pansement, soit en en imbibant les parties malades deux ou trois fois par jour, soit en s'enveloppant la verge de charpie trempée dans cette lotion, et la recouvrant de taffetas ciré. — WALLACE, ouv. cité p. 97, 98.

Sous ce point de vue, on ne peut fixer des règles invariables. Dans certains cas, un traitement purement antiphlogistique devient nécessaire, tandis que dans d'autres, les toniques et une diète nourrissante sont requis. L'état de santé générale exige une attention particulière, car il faut se souvenir que c'est d'une mauvaise constitution ou d'une santé affaiblie par une maladie existant antérieurement que résultent fréquemment les complications et les graves affections locales, si souvent observées pendant le cours des ulcères vénériens primitifs.

« Après avoir enrayé la marche de l'ulcération dans l'ulcère vénérien primitif, et après l'avoir amené à l'état d'ulcère granuleux, il convient de changer le mode de traitement, soit constitutionnellement, soit localement. Si l'on doit faire usage du mercure, c'est le moment d'y avoir recours, avec l'espoir certain de lui voir réaliser ses effets les plus avantageux. Il n'est pas nécessaire d'entrer ici dans une discussion sur les mérites et les résultats comparatifs du traitement simple et du traitement mercuriel. Je sais que la balance est immensément en faveur d'un traitement mercuriel mitigé, et, ayant cette opinion, je serais disposé, à moins de contre-indication spéciale, à recommander toujours à mes malades, à cette période de la maladie, un traitement doux par le mercure. » — PARKER.

Nous avons vu, dans notre propre pratique, trop d'exemples de malheureux qui avaient perdu santé, bonheur et tout ce qui fait le charme de la vie, pour qu'il nous vienne à la pensée d'encourager même indirectement aucune confiance dans le traitement fait par soi-même d'une maladie qui, par des soins judicieux, peut être dissipée en une semaine ou deux, mais qui, lorsqu'elle est traitée sans discernement, peut avoir des conséquences que l'on déplorera toute sa vie, si même la vie est épargnée. Quant au moyen de *se garantir du virus syphilitique*, nous croyons pouvoir, sans compromettre notre responsabilité comme praticien, recommander le suivant comme le meilleur et le plus rationnel.

---

## SPÉCIFIQUE INFAILLIBLE POUR SE PRÉSERVER DE L'INFECTION VÉNÉRIENNE,

*Découvert il y a quelques années, après un longue pratique et une grande expérience acquise dans le traitement de la Syphilis sous toutes ses formes diverses.*

Ce qui a été longtemps regardé comme l'*opprobrium medicorum*, la honte de la faculté, a enfin cessé d'exister. UN VÉRITABLE ET SÛR PRÉSERVATIF, qui n'a jamais manqué une seule fois de prévenir l'infection, même dans les cas de VÉROLE confirmée de la plus mauvaise nature, a été heureusement trouvé. Après de longues et infatigables recherches, dirigées au milieu de circonstances admirablement appropriées pour démontrer l'efficacité et la valeur précieuse de cette LOTION ANTISYPHILITIQUE, l'auteur se sent pleinement autorisé à recommander avec confiance à l'attention du public le fruit de ses longs et patients travaux. Il a maintenant depuis quelques années éprouvé l'efficacité de ce PRÉSERVATIF, soit dans sa propre pratique, dont l'étendue est sans égale, soit dans celle des médecins les plus distingués qui dirigent des hôpitaux de vénériens sur le continent, et qui ont, *sans une seule exception, rendu le plus entier témoignage* des vertus véritablement préservatives de cette *Lotion antivénérienne.* Quoique le sujet soit d'un genre sur lequel les règles conventionnelles de la décence ne me permettent pas de m'étendre, j'espère cependant qu'on ne n'accusera pas de chercher à corrompre l'esprit plutôt qu'à guérir le corps; et que les courtes observations que je vais présenter me mériteront plutôt l'éloge que la censure. Les détails contenus dans les chapitres précédents expliquent suffisamment pourquoi ces maladies sont généralement si redoutées, que beaucoup de personnes préféreraient courir le risque d'un coït impur que d'attirer sur elles, pour de longues années, les maladies mentales et physiques qui sont la suite de la masturbation.

Il y a beaucoup de raisons qui empêchent les jeunes gens de se marier, telles que des circonstances pécuniairès, la crainte d'avoir une nombreuse famille, ou les objections des parents contre la personne aimée. Si donc je réussissais à arracher un seul d'entre eux aux horreurs d'une attaque de la syphilis, je me sentirais complétement justifié dans le parti que j'ai adopté, de faire *connaître gratuitement* cette découverte; et je n'hésite pas à exprimer ma conviction, que les âges futurs béniront plutôt qu'ils n'accuseront la mémoire de celui qui leur aura fourni les moyens de prévenir plutôt que de guérir.

Voici la véritable prescription pour faire la Lotion antivénérienne, que l'on peut non-seulement se procurer aisément chez tout pharmacien, dans toutes les parties du monde, *mais qui se conservera dans tous les climats pendant des années; et je déclare solennellement qu'elle ne contient rien qui puisse nuire à l'un ou à l'autre sexe.*

*Chloride de chaux concentré de* Beaufoy, 2 *onces.*
*Eau distillée* . . . . . . . . . . . . . . . . . 8 *onces.*

*Faites une lotion pour l'usage externe seulement.*

## MANIÈRE DE SE SERVIR DE LA LOTION ANTIVÉNÉRIENNE.

### POUR LES HOMMES.

Aussitôt que possible, après le rapprochement sexuel, s'il y a des motifs de craindre l'infection, urinez, et lavez bien dans une eau de savon la totalité de la verge; mais plus particulièrement l'extrémité supérieure; *laissez alors le gland, après avoir tiré en arrière le prépuce, plonger pendant cinq ou six minutes au moins dans un large verre contenant deux cuillerées de la solution antisyphilitique;* essuyez ensuite la partie avec un linge doux. Il sera bien de réappliquer la solution une demi-heure après; et comme le prépuce est plus irritable chez certaines personnes que chez d'autres, il convient d'ajouter que si l'on éprouve une sensation de cuisson après l'application de la lotion, il faut y ajouter une cuillerée d'eau.

### POUR LES FEMMES.

Après un coït suspect, lavez soigneusement avec une eau de savon les grandes lèvres et particulièrement les surfaces intérieures des organes de la génération; puis, étant couchée sur le dos, les hanches relevées, avec une seringue de femme en caoutchouc, injectez trois ou quatre fois dans le passage la LOTION antivénérienne, *délayée avec une égale quantité d'eau* (chaude ou froide).

### AVIS AUX DEUX SEXES.

Il est presque inutile de faire remarquer que la plus grande propreté est nécessaire. En cas d'excoriations causées par le manque de propreté ou D'ABLUTION JOURNALIÈRE, *qu'il faut toujours recommander aux personnes des deux sexes*, une petite portion du liquide antisyphilitique délayé comme il a été dit ci-dessus, pourra servir de bain, aussi bien que pour conserver les organes génitaux dans un état de saine propreté. Je pense que les femmes s'épargneraient une foule de maladies accidentelles si elles faisaient usage, chaque matin, d'un bain froid avec l'éponge, et, de deux jours l'un, faisaient des injections d'eau froide: pour cet objet, la seringue de femme du docteur Clarke est meilleure que toute autre, car elles peuvent s'en servir étant assises, et elles la trouveront chez tous les pharmaciens au prix de 3 francs. Je conseillerai également aux personnes qui font usage de cette Lotion de faire l'emplette d'une bouteille de *Chloride de chaux concentré de* BEAUFOY, et de la conserver chez elles, de manière à pouvoir la préparer en cas de besoin. Une bouteille contenant une pinte coûte 3 francs.

*N. B.* — Les hommes ne doivent pas se servir de la Lotion en injection, et ils devront s'abstenir strictement de tout rapprochement sexuel en cas d'excoriation, et avoir soin de demander le *Chloride de chaux concentré de* BEAUFOY.

---

Nous prenons la liberté de joindre ici quelques-unes des nombreuses observations que nous avons recueillies dans notre pratique, et d'après le grand nombre d'années que nous avons consacré à l'étude exclusive de ces cruelles maladies, *et avec le secours des médecines que nous préparons nous-même*, nous pouvons, en toute confiance, offrir l'espoir, l'énergie et la vigueur à ceux dont la constitution a été affaiblie par les causes ci-dessus mentionnées, aussi bien que par suite d'une longue résidence dans des pays chauds.

---

*N. B.* — Nous avons l'honneur d'informer nos clients que dans toute édition subséquente de cet ouvrage, nulle observation ne sera publiée ou mentionnée sans le CONSENTEMENT ÉCRIT de la personne à laquelle elle se rapportera. ON PEUT COMPTER QUE LE SECRET LE PLUS INVIOLABLE SERA FIDÈLEMENT GARDÉ SUR TOUTES LES COMMUNICATIONS QUI NOUS SERONT ADRESSÉES.

## OBSERVATION PREMIERE.

« 2 décembre 1840.

» Monsieur,

» M'étant livré pendant quelques années à ce que j'appelle *à présent* la détestable habitude de la masturbation, et une bonne fortune, dont je m'estimerai toujours heureux, m'ayant fait rencontrer votre petit livre, qui donne une description si exacte et si vraie des effets de l'onanisme, je vais mettre sous vos yeux le récit véritable et sans déguisement de la misérable situation où je me trouve actuellement et de ce qui m'a conduit là. A l'âge de seize ans j'entrai dans une pension où l'on n'admettait qu'un petit nombre d'élèves. Je m'y liai avec un de mes camarades qui couchait dans la même chambre que moi. Il m'initia à la pratique de la masturbation, dans laquelle j'ai le regret de dire que je devins bientôt un adepte. Je l'ai pratiquée pendant un an et demi, une ou deux fois par jour. A l'époque où jétais entré en pension, j'avais un penchant assez prononcé au commerce avec les femmes, penchant que j'avais même satisfait quatre ou cinq fois, et cela de manière à être considéré par la femme à laquelle j'avais affaire, comme un jeune homme fort et vigoureux, cela avait eu lieu, cependant, avant mon entrée en pension. J'y restai six mois, et aux vacances je retournai à la maison paternelle. La même femme avec laquelle j'avais péché pour la première fois, était encore au service de mon père, et elle ne tarda pas à m'inviter de renouveler notre ancienne intimité. Je ne sais pas au juste ce que j'éprouvais, ce n'était pas tant de la répugnance pour l'approcher qu'une sorte de honte de n'y plus y être si dispos qu'auparavant. J'étais complétement énervé, et elle s'en aperçut bientôt, quoiqu'elle n'en sût pas la cause. Je retournai à la pension où je continuai de me livrer à la même pratique pendant dix-huit mois encore sans y manquer un seul jour; je maigris, je devins un véritable squelette; je ne pouvais me souvenir de rien, ma vue s'altéra, et il me fallut prendre une canne pour marcher; j'avais la démarche d'un vieillard, mes yeux pleuraient, mon front se rida; enfin il arriva un soir, qu'après une dispute avec un de mes camarades, je devins irrité, tombai dans un accès, et quand je revins à moi, je me trouvai dans mon lit. Depuis cette époque j'eus de fréquents accès, jusqu'à deux et trois par semaine, et l'on me renvoya enfin chez mon père. Je fus considéré comme un de ces sujets dont les facultés s'altèrent sans qu'on sache pourquoi et qui ont contracté une maladie sans cause connue. Tous les secours de la médecine me furent prodigués, et j'en reçus, comme bien vous pensez, beaucoup de soulagement. L'appétit me revint en grande partie, ainsi que la faculté de digérer, qui, j'aurais dû vous le dire, avait été très-altérée. Je repris une attitude naturelle pendant la marche; mais les émissions involontaires de semence, et l'absence de toute érection, me restèrent encore. Je compris enfin la cause de mes souffrances, et j'eus assez d'empire sur moi-même pour renoncer à cette maudite habitude. Il y a cinq ans que je me suis retiré à la campagne où je prends beaucoup d'exercice (en voiture); mais jusqu'à présent mes fréquentes attaques d'épilepsie ne m'ont pas encore permis de voir la société, pour laquelle je ne me sens même aucun goût, parce que la connaissance intérieure de ma triste condition m'a plongé dans un profond découragement. Monsieur, je suis jeune encore, et j'ose espérer qu'avec vos soins habiles, ma santé pourra se rétablir. Je suis l'unique héritier d'une grande fortune; je vous supplie donc d'avoir égard à ma position, et de me donner tous les avis dont elle vous paraîtra avoir besoin. Si vous pensez que cela soit nécessaire, j'irai à Londres; mais peut-être préférerez-vous que je reste à la campagne où j'ai tous les avantages du bon air, de l'exercice et d'une vie régulière. Dans l'attente d'une réponse, par le retour du courrier,

» Je suis, Monsieur,

» Votre obéissant, etc.

» X. Y.

» A. M. J.-L. Curtis. »

---

## OBSERVATION II.

« Perth, le 16 mai 1843.

» Mon cher Monsieur,

» Je crains bien que vous n'ayez été conduit à supposer que j'ai oublié toutes vos bontés pour moi; mais il n'en est pas ainsi. Un profond sentiment de reconnaissance envers vous remplira mon cœur tant que je vivrai; et je ne cesserai de regarder comme un des jours les plus heureux de ma vie, celui où j'eus l'avantage de lire votre excellent traité *de la Virilité.*

» La raison pour laquelle j'ai tant tardé à vous écrire depuis que j'ai fait usage de la médecine que vous m'avez envoyée, c'est que j'ai voulu prendre tout le temps nécessaire pour en bien juger les effets; et j'éprouve maintenant autant de plaisir à vous faire connaître, que vous en aurez vous-même à apprendre, que je me considère comme guéri d'une maladie dangereuse. Je n'ai pas eu plus de trois ou quatre émissions depuis longtemps. J'observe encore scrupuleusement toutes vos prescriptions, et je suis bien convaincu des effets avantageux qu'elles ont eus sur ma santé.

» Je vous ai, mon cher monsieur, une double obligation : premièrement, vous avez réduit de moitié pour moi vos honoraires habituels, ce qui était déjà fort généreux de votre part; secondement, après Dieu, c'est à vous que je dois d'avoir été arraché à une mort prématurée. Je vous assure que je me sens aujourd'hui tout autre que je n'étais l'été dernier. Je ne peux vous envoyer à présent ni traite sur la banque ni valeur sur la poste (vous en savez le motif); mais j'adresserai mes prières au ciel pour qu'il conserve votre précieuse vie, et vous fasse son instrument pour sauver des centaines de malheureux jeunes gens des effets terribles d'une maladie que vous avez décrite si minutieusement et que vous savez si bien guérir.

» Je ne vous fatiguerai pas de fastidieuses adulations, je sens très-bien que vous êtes au-dessus de cela. Considérez ce que je vous ai dit comme n'exprimant pas la millième partie de l'estime que j'ai pour vous.

» Si vous pensez que la publication de cette lettre puisse être de quelque utilité, je vous autorise à l'insérer dans votre ouvrage; mais espérant que vous voudrez bien ne pas faire connaître mon véritable nom et mon adresse, je suis avec reconnaissance et estime,

» Mon cher Monsieur,

» Votre dévoué, etc.

.....

» A M. J.-L. Curtis. »

---

## OBSERVATION III.

« Newcastle-on-Tyne, novembre 1843.

» Monsieur,

» Il y a quelques jours, je me suis procuré un exemplaire de votre excellent petit livre intitulé *de la Virilité*, et après l'avoir lu, j'ai compris que c'était un devoir pour moi de m'adresser à vous en qualité de malade. Je regrette beaucoup de ne pouvoir pas en ce moment aller vous voir; mais si l'occasion s'en présente, je la saisirai avec empressement. Après la lecture de votre ouvrage, je me suis senti dans la position d'un criminel condamné. J'ai atteint l'âge de trente-neuf ans; je me suis livré à l'abominable vice de la masturbation; je ne jetterai la faute sur personne, car je crois n'avoir été guidé dans cet acte que par la dépravation de mon naturel, à l'âge de dix ans environ; et depuis cette époque jusqu'à l'âge de dix huit ans, je l'ai pratiqué tous les deux ou trois jours, m'en abstenant quelquefois pendant deux ou trois semaines ou même davantage. Je crois que ce ne fut guère qu'à cet âge que j'entrevis clairement tout le danger de cette habitude; je fis alors un effort pour y renoncer, mais après une lutte de quelques semaines, j'y revenais toujours. Vers cette époque, je commençai à être tourmenté par des émissions involontaires de semence ; et depuis lors jusqu'à présent, que j'ai trente-neuf ans, je n'ai pu rompre avec cette détestable pratique, et je n'ai pas cessé d'avoir des pertes involontaires de semence, bien que quelquefois elles ne se soient pas montrées pendant plusieurs semaines; mais depuis peu, elles ont été beaucoup plus fréquentes. Je suis célibataire; il y a cinq ans, j'ai eu des contrariétés en amour; je n'ai jamais eu aucun commerce avec une femme. Je suis associé dans l'exploitation d'une houillère; je demeure à la campagne avec mon associé, qui est en même temps un de mes proches parents. Il est marié et père de deux jeunes garçons. J'ai toujours usé très-sobrement des liqueurs fortes, et depuis deux ans, je m'en suis complétement abstenu, dans l'espérance de surmonter plus facilement le vice dont j'ai parlé plus haut. J'ai l'habitude de me lever matin, à cinq heures un quart en hiver, et à cinq heures moins un quart en été; je déjeune à sept heures, dîne à une heure et prends le thé le soir à sept heures; je ne soupe pas et ne mange jamais de viande dans la soirée : je me couche à dix heures. J'ai toujours été dans l'usage de marcher beaucoup, faisant quelquefois dix à quinze milles par jour. Ma santé et mon appétit sont, Dieu merci, en général assez bons, si ce n'est que j'éprouve parfois des maux de tête assez violents et souvent aussi de la constipation. Ma taille est d'environ cinq pieds quatre pouces, mon poids de cent trente-cinq livres à peu près; je jouis d'un embonpoint modéré, et j'ai le teint assez clair. Depuis peu, j'ai éprouvé plus de fatigue qu'auparavant après mes longues promenades. Je vous prie de me pardonner ces longs et ennuyeux détails.

» Ci-joint, vous trouverez une livre sterling ; et si vous parvenez à m'arracher à l'habitude dégradante de l'onanisme et à ses tristes effets, je contracterai envers vous une bien grande dette de reconnaissance. Soyez assez bon pour me faire passer, aussitôt que vous le pourrez, vos bons avis et tout ce que vous croirez utile, et je m'empresserai de vous solder le prix que vous jugerez à propos de fixer. Je répondrai avec plaisir à toutes les questions que vous m'adresserez, et vous donnerai tous les renseignements que vous pourrez demander.

» J'ai l'honneur d'être, Monsieur,

» Votre très-humble client,

» A. Z.

» A monsieur Curtis.

» Mon adresse : A. Z., poste restante, Newcastle-on-Tyne. »

---

## OBSERVATION IV.

« Liverpool, 29 mars 1844.

» Monsieur,

» Les circonstances critiques et pressantes dans lesquelles je me trouve en ce moment, m'obligent à appeler votre attention immédiate sur la communication que je vous adresse. Je vais vous tracer aussi brièvement que possible l'histoire de mon cas particulier. Je suis maintenant dans ma quarante-cinquième année et n'ai jamais été marié. Étant jeune homme je demeurais dans la même maison, dans la même famille qu'une jeune personne avec laquelle je ne tardai pas à devenir intime. N'étant pas disposé à me marier à cause de l'insuffisance de mon revenu, je parvins à la persuader de m'accorder certaines privautés. En effet, je m'arrangeai de manière à coucher avec elle deux ou trois nuits par semaine. Le grand respect que je lui portais ainsi qu'à sa famille, me détermina à éviter les suites ordinaires d'une semblable liaison, en sorte que j'eus toujours soin de me retirer de l'approche avant d'avoir accompli l'acte. Ce commerce dura deux ou trois ans, et cessa alors parce qu'elle quitta ce pays. M'imaginant que cette première tentative n'avait eu pour moi aucune suite fâcheuse, je continuai à user des mêmes précautions dans mes relations avec plusieurs autres femmes. Enfin, après avoir suivi cette méthode pendant quelques années, je commençai à m'apercevoir que j'étais moins vigoureux dans mes caresses, et moins disposé à les répéter parce que je m'en sentais moins capable. J'éprouvai aussi des douleurs dans la partie inférieure de l'épine dorsale — un écoulement gonorrhéique, des étourdissements, et quand j'allais à la selle, des pertes séminales. D'abord, et pendant un temps assez long, je ne fis pas attention à tout cela, et je ne soupçonnais pas du tout ce qui pouvait y avoir donné lieu. Il m'arriva, cependant, il y a peu de temps, de lire dans un ouvrage de médecine un passage qui avait trait à des symptômes semblables à ceux que j'avais ressentis, et qui en rapportait la cause probable (d'une manière peu claire, il est vrai) à un coït imparfait et à une séparation trop prompte des bras de la femme. Je consultai alors votre ouvrage, et je reconnus que la cause réelle de mes symptômes, qui depuis se sont encore aggravés, devait être uniquement attribuée à l'habitude à laquelle je m'étais livré pendant tant d'années. Comme je désire être aussi explicite que possible dans la communication que je vous fais, je sens qu'il m'est impossible d'être bref. En conséquence je vais entrer encore dans quelques détails. Depuis trois ans j'éprouve une sorte de tremblement toutes les fois que mon esprit est agité soit par les affaires de mon commerce (je suis marchand), soit par des sensations vénériennes. Ce tremblement n'est qu'accidentel, mais le retour en est très-fréquent, surtout depuis peu. J'ai de jour en jour moins de confiance dans mes facultés viriles, car je les trouve bien altérées. Jusqu'à ce jour je suis resté célibataire — je n'ai jamais contracté de maladie vénérienne; et maintenant il se présente pour moi une excellente occasion de faire un mariage avantageux avec une demoiselle quelque peu plus jeune, tranchons le mot, beaucoup plus jeune que moi. — Une seule chose m'empêche de faire ce mariage — c'est la débilité des organes génitaux et l'émission prématurée de la semence. Je me suis efforcé de vous exposer ma position de la manière la plus claire. Est-il en votre pouvoir, ou au pouvoir de la médecine, de me rendre la vigueur nécessaire pour accomplir l'acte de la génération? Je suis nerveux — j'ai peur. Adressez-moi le plus tôt possible votre opinion, et si vous croyez qu'une médecine puisse me soulager, envoyez-la moi sur-le-champ. L'occasion presse — elle doit me servir d'excuse auprès de vous. Ci-joint je vous adresse une traite de £ — ; si vous me mettez en état de contracter ce mariage, je ne serai pas ingrat et je vous récompenserai généreusement.

» Votre obéissant, etc.

» X. Y. »

« 25 avril 1844.

» Mon cher Monsieur,

» Je vous ai bien fatigué, bien tourmenté, je le sais — mais vous connaissez trop bien l'état pitoyable d'esprit dans lequel j'étais à l'époque où je vous ai consulté, pour ne pas me pardonner mes importunités et mes questions sans fin. Actuellement je me trouve complétement rétabli — tout est chez moi en bon état — je suis sain et vigoureux. Je n'éprouve plus aucune inquiétude sur ma capacité de remplir les devoirs d'un mari — et, grâces à vos habiles instructions et à l'efficacité de vos remèdes, je puis ajouter les devoirs si doux d'un *père*... Je me marie dans deux ou trois jours. Ne dois-je pas continuer encore quelque temps l'usage de votre dernière bouteille? Vous êtes le premier à qui j'envoie des présents de noce — et cela avant la célébration du mariage. Vous trouverez ci-inclus un bon de £ — pour les excellentes potions que vous m'avez envoyées. Je ne pourrai jamais m'acquitter envers vous de l'indulgence pleine de bonté avec laquelle vous avez supporté ma mauvaise humeur et mes importunités; mais, si cela vous semble utile, vous êtes parfaitement libre de donner de la publicité à ma lettre — en omettant seulement mon nom et mon adresse.

» Votre obligé pour la vie,

» X. Y.

» A M. J. L. Curtis. »

---

## OBSERVATION V.

« 1er mars 1841.

» Monsieur,

» Ayant remarqué l'annonce de votre excellent ouvrage intitulé *de la Virilité*, je me le suis procuré sur-le-champ, car depuis quelque temps déjà j'avais soupçonné que j'étais une des victimes du vice odieux dont il traite. Je me suis adonné à la masturbation depuis l'âge de dix-huit ans, sans bien comprendre d'abord l'énormité de ma faute, ni les terribles conséquences qu'elle pouvait avoir, et je l'ai pratiquée une ou deux fois par jour pendant près de sept ans, ressentant de temps à autre un malaise dont je ne m'expliquais pas la cause. Parfois je sentais bien que j'avais tort; mais étant d'un tempérament ardent pour les femmes, je croyais agir d'une manière moins coupable et moins préjudiciable à moi-même et aux autres, en me livrant à cette habitude. Un jour le *Médecin anglais* de Culpepper m'étant par hasard tombé sous la main, j'y lus un passage qui éclaircit bientôt tous mes doutes au sujet de ma conduite, et me détermina à renoncer pour toujours à cette abominable manœuvre; et bien qu'il m'en ait coûté au commencement, j'ai maintenant la ferme volonté de persévérer dans cette résolution. »

» Dans mon enfance je travaillais aux champs, aidant ainsi une mère âgée et infirme à gagner sa vie; mais un ami de notre famille eut la bonté de me prendre dans son école et de m'enseigner à lire et à écrire; et j'occupe actuellement l'emploi de teneur de livres chez un arpenteur. Je n'ai de ma vie eu de rapport avec une femme. Je vais vous décrire ma position pendant l'année qui vient de s'écouler. J'ai éprouvé une grande mélancolie, dégénérant quelquefois en idées de suicide. J'ai eu de violentes douleurs de tête, accompagnées de bourdonnements, dont j'ai été soulagé par d'abondants saignements de nez. Ma vue s'est obscurcie et ma mémoire s'est affaiblie; j'ai été tourmenté par des rêves effrayants et lascifs suivis de pollutions; ces dernières ont lieu une ou deux fois en quinze jours. J'éprouve souvent le besoin de rendre de l'urine, qui est parfois haute en couleur; je ressens des douleurs dans différentes parties du corps, surtout dans le dos et au bas-ventre, et je suis habituellement constipé. J'ai maintenant vingt-sept ans, je suis assez grand et maigre, sobre dans le boire et dans le manger; j'évite soigneusement les liqueurs alcooliques à cause de l'irritation qu'elles causent dans les voies urinaires; je suis tourmenté par des flatuosités, et mon caractère est devenu depuis peu très-irritable.

» Maintenant que je vous ai exposé mon état, je me remets entièrement entre vos mains. Plein de confiance dans votre honorable discrétion, je vous adresse une livre sterling, vous suppliant de m'accorder toute votre attention, et espérant de recevoir bientôt de vos nouvelles.

» J'ai l'honneur d'être votre très-humble client,

» A. B. »

*Remarque.* — Les symptômes exposés en détail dans cette observation caractérisent d'une manière frappante les effets de la masturbation. En effet, cette observation peut être considérée comme le type général de tous les cas semblables. Bien que le malade qui en fait le sujet n'ait reçu nos soins que depuis deux mois, il a presque recouvré la santé et la jouissance complète de ses facultés viriles.

---

## OBSERVATION VI.

### *Imminence d'une consomption pulmonaire causée par des excès vénériens.*

W. C., âgé de vingt-cinq ans, d'une constitution assez délicate, commis dans une forte maison de commerce, avait toujours eu des habitudes très-régulières à tous égards; il avait demeuré depuis deux ans dans un des passages de Londres, et environ un an avant que nous le vissions, c'est-à-dire avant le mois de décembre dernier, il épousa une jeune veuve dans la maison de laquelle il avait logé. Durant les neuf premiers mois de son mariage il se livra sans réserve aux plaisirs de l'amour, mais n'en ressentit d'abord aucun effet fâcheux; vers cette époque, cependant, il commença à maigrir à vue d'œil, et à éprouver une grande lassitude au moindre effort; il perdit aussi l'appétit; son sommeil devint pénible et ne le rafraîchit pas; il eut de la constipation. Enfin, tous les symptômes qui indiquent un affaiblissement général de toutes les fonctions physiques ou intellectuelles se manifestèrent; sa vue et sa mémoire s'altérèrent; il était tellement absorbé par une seule idée, celle de satisfaire sa passion pour les plaisirs vénériens, maintenant portée au delà de toutes les bornes, qu'il devint incapable de prêter la moindre attention à ses occupations ordinaires. Il commença aussi à se plaindre de douleurs dans la partie supérieure du poumon droit, et d'une grande difficulté à respirer en montant. Ces symptômes duraient depuis deux ou trois semaines, quand il éprouva une sensation de chaleur au fond de la gorge, en même temps qu'il avait un goût de sel dans la bouche; et peu après il eut des crachements de sang d'un rouge vif et sous forme d'écume. Il prit l'alarme, et ayant déjà depuis quelque temps soupçonné que le dérangement de sa santé pouvait provenir de ses excès vénériens, il vint nous visiter et nous exposa l'histoire de sa maladie, telle que nous venons de la raconter. A l'examen de la poitrine nous reconnûmes que la percussion produisait un son un peu sourd dans la partie supérieure du poumon droit, immédiatement au-dessous de la clavicule; le bruit respiratoire manquait aussi dans cette partie; partout ailleurs la respiration fonctionnait bien; l'action du cœur était tant soit peu irrégulière, quelquefois très-précipitée, et cela pour la cause la plus légère.

Nous lui recommandâmes de s'abstenir sur-le-champ de tout rapprochement sexuel, condition impérieusement exigée pour le rétablissement de sa santé; nous lui prescrivîmes en même temps un régime particulier et les remèdes que la nature de la maladie semblait indiquer. Après trois semaines de traitement, il commença d'une manière sensible à recouvrer ses forces; l'appétit et le sommeil lui revinrent, les symptômes pulmonaires déclinèrent graduellement; l'hémoptysie ne s'était plus remontrée après la première semaine; le tissu pulmonaire se trouvait complétement débarrassé, et la percussion de la poitrine faisait entendre un son normal comme à l'état de santé; en effet, après avoir été traité par nous pendant environ six semaines en tout, il fut tout à fait guéri. Dans la crainte toutefois qu'il ne se livrât de nouveau à sa passion désordonnée, nous lui recommandâmes de quitter Londres pour au moins un mois et de faire un voyage dans son pays, situé dans quelque partie de l'Écosse; ce qu'il fit. Il y a trois jours nous avons reçu une lettre de lui, par laquelle il nous informe du rétablissement parfait de sa santé et de sa vigueur, et de l'intention où il est de reprendre ses occupations commerciales.

*Remarque.* — Cette observation présentait des difficultés considérables : à l'état d'épuisement du malade venait se joindre une affection grave des poumons, pour le soulagement de laquelle des saignées copieuses paraissaient indiquées. Il est évident, cependant, que si, dans ce cas, on eût employé un pareil traitement jusqu'à une certaine mesure, le malade aurait nécessairement succombé; ainsi donc, il fallait restaurer les forces et en même temps combattre des symptômes inflammatoires d'une nature vraiment alarmante. En surveillant chaque jour avec soin les effets de nos remèdes, nous avons réussi complétement à obtenir le résultat désiré.

Notre grande expérience nous a fait reconnaître qu'un grand nombre des cas de consomption pulmonaire que le praticien vulgaire met sur le compte de l'infection héréditaire n'ont pas d'autre origine que les excès vénériens ou la masturbation. En effet, tout ce qui abaisse la force considérablement au-dessous de l'état normal et la maintient un certain temps dans cet abaissement, finira par déterminer quelque maladie pour laquelle il y avait une prédisposition latente. Inutile de dire que le traitement d'une maladie qui se développe de cette manière doit être considérablement modifiée suivant la cause déterminante, que cette cause soit le résultat d'excès vénériens ou de la masturbation.

---

## OBSERVATION VII.

*Nyctalopie produite par la masturbation.*

M. V., âgé de dix-huit ans, se plaint d'être aveugle la nuit; il peut à peine distinguer la clarté autour de la mèche d'une chandelle; il se sent faible, mais n'éprouve ni douleur ni maladies d'aucun genre; il est d'une maigreur excessive; il a les pupilles un peu dilatées, l'iris paresseux, le visage pâle, la langue humide; et les chairs, comme il arrive en pareil cas, sont molles et flasques; le pouls est à cent, et faible; les fonctions des intestins et des reins s'accomplissent bien. Il déclare qu'il s'est livré à la masturbation depuis quatre ans, et qu'il l'a souvent pratiquée jusqu'à quatre fois dans un jour, mais depuis peu moins souvent; il a des pollutions nocturnes; il s'est aperçu que sa cécité de nuit a augmenté graduellement pendant le cours de la dernière année; il voit parfaitement bien durant le jour. Après quatre semaines d'un traitement approprié, auquel nous avons soumis cet individu, les fonctions digestives se sont parfaitement rétablies; il a recouvré la faculté de voir les objets pendant la nuit, et en persévérant dans le traitement prescrit, il a fait de si grands progrès, qu'enfin il a pu lire et travailler la nuit.

On peut faire sur cette observation les mêmes remarques que sur la précédente, et quoiqu'il puisse sembler, au premier abord, que les fonctions digestives n'avaient pas été affectées dès le principe, mais que les pernicieux effets de l'habitude dont il s'agit avaient plutôt été dirigés uniquement contre le système nerveux; néanmoins, si l'on se rappelle l'état de maigreur du malade, on se convaincra aussitôt que la fonction de la nutrition, fin dernière et but de la digestion, avait subi de grandes altérations.

## OBSERVATION VIII.

« Cheltenham, 14 mars 1844.

» Monsieur,

» J'ai eu occasion de lire votre ouvrage vraiment intéressant, qui a pour titre *de la Virilité*, et quelque déplorable que soit l'état où je me trouve en ce moment, je conserve l'espérance qu'il y a encore quelque chose à faire pour m'en tirer — espérance que je n'eusse jamais conçue, sans les exemples frappants de guérison que contient l'Appendice de votre livre. J'approche maintenant de ma cinquantième année — je suis d'une constitution robuste, et mon appétit est bon. Je dors bien, et toutes les autres fonctions s'exécutent bien chez moi — mais je suis très-nerveux. J'éprouve de la faiblesse dans les membres, particulièrement dans les genoux pendant la marche, et parfois des bourdonnements fatigants dans la tête — des pertes séminales la nuit, et quand je vais à la selle — une incontinence d'urine — de la constipation suivie de diarrhée — ces deux dernières m'ont fort tourmenté depuis quelque temps. J'arrive maintenant à l'histoire de ma maladie. J'ai, comme je vous l'ai déjà dit, près de cinquante ans. Je n'ai jamais été marié, mais je me suis abandonné avec excès aux plaisirs vénériens. J'avais pour habitude de me livrer fréquemment, debout, au coït — je ne sais si cette attitude a contribué à me mettre dans la triste condition où je me trouve — c'est ce que je vous laisse à déterminer. Depuis trois ans je n'éprouve presque plus de désirs pour le rapprochement sexuel; je ressens de la faiblesse dans le dos; mes jambes vacillent comme celles d'un homme de soixante-dix ans — j'ai une incontinence d'urine, et par-dessus le marché, un rétrécissement de la vessie. J'ai gagné autrefois une gonorrhée dont je me suis cru promptement guéri; mais il m'en est resté depuis un rétrécissement du canal de l'urètre. Maintenant il se présente pour moi une bonne occasion de me marier — mais dans de telles circonstances, le puis-je? J'attendrai votre réponse relativement à la possibilité d'une guérison. Veuillez me l'adresser le plus tôt possible.

» Votre, etc.

» S. P. »

« 23 avril 1844.

» Mon cher Monsieur,

» Jusqu'ici je n'avais pas cru à la médecine — aujourd'hui j'abjure mon infidélité — vous m'avez converti. Ma santé s'est rétablie — les tremblements, pour lesquels je vous ai tant importuné, se sont dissipés, complétement dissipés, pour ne plus revenir, je l'espère — vous m'avez rendu une nouvelle jeunesse. Actuellement, mon cher monsieur, je possède les moyens de vous rémunérer, non pas en proportion du service que vous m'avez rendu, mais au moins de manière à vous prouver que je suis reconnaissant; ci-joint vous trouverez un bon de £ — que je vous prie d'accepter.

» Croyez, monsieur, etc.

» S. P. »

*P. S.* Je me marie jeudi prochain; en conséquence envoyez-moi encore une de vos bouteilles, je veux dire une des petites.

## OBSERVATION IX.

*Amaurose provenant d'excès vénériens.*

Il y a six mois nous fûmes consulté par un monsieur de la campagne, âgé de trente-six ans, d'une taille au-dessus de la moyenne, assez mince, mais de formes musculaires ; ayant le teint coloré, mais l'air endormi. Il se plaint de pesanteur de tête, et d'un obscurcissement de la vue, qui a maintenant fait de tels progrès, qu'il est parfois obligé d'étendre les mains devant lui en marchant, pour ne point heurter les personnes qu'il rencontre; il n'y a pas longtemps qu'il lui est arrivé en se promenant d'entrer dans la rivière qui traverse le village qu'il habite. Les pupilles sont très-dilatées, l'iris inerte sous l'influence de la lumière ; la conjonctive et la sclérotique sont profondément injectées ; il y a de la dyspepsie et de la constipation ; le pouls est à 90 et naturel. Il a été soumis à l'action du mercure, il y a environ quatre mois ; on lui a posé aussi un vésicatoire à la tête et un séton au cou ; il se figura que sa vue s'était améliorée par la salivation mercurielle ; mais quelques jours après, elle redevint aussi mauvaise qu'auparavant — le séton est tombé, et il est maintenant dans un état pire que jamais.

Cet individu déclare positivement que sa maladie remonte à son mariage, contracté il y a deux ou trois ans, et aux pratiques extraordinaires auxquelles il a eu recours pour s'exciter aux plaisirs vénériens plus souvent que ne le voulait la nature.

Lui ayant prescrit de s'abstenir entièrement de tout plaisir vénérien jusqu'à parfaite guérison, nous entreprîmes son traitement, et dans l'espace de trois semaines nous le renvoyâmes chez lui, la vue complétement rétablie, et jouissant d'une bonne santé. C'est un exemple frappant de la liaison sympathique qui existe entre l'organe de la vue et les organes génitaux ; et, comme nous l'avons déjà vu, les phrénologistes s'en sont emparés comme d'un argument puissant en faveur de leur système. Ils allèguent qu'une telle affection de la vue provenant de la masturbation, peut s'expliquer par ce fait, que la racine des nerfs optiques est placée tout près du cervelet et vers la partie surtout où est placé le siége de la propensité sexuelle.

---

## OBSERVATION X.

*Congestion de la moelle épinière et paralysie des extrémités inférieures par suite d'excès vénériens.*

J. M., âgé de trente-deux ans, d'une constitution assez forte et jouissant habituellement d'une bonne santé, se plaint d'une paralysie des extrémités inférieures, avec perte presque complète de la contractilité des sphyncters; il déclare qu'il est dans cet état depuis environ un mois. Aux questions qu'on lui fait sur sa manière de vivre et sur ses habitudes, il répond qu'il a beaucoup voyagé; qu'il a joui d'une excellente santé et d'un bon appétit jusqu'à il y a environ six ou huit semaines qu'il commença à se plaindre de douleurs dans la région lombaire, d'incontinence d'urine, de perte d'appétit, d'étourdissements, de nonchalance et d'apathie, et de répugnance pour toute espèce de mouvement. Questionné plus particulièrement, il répond qu'il a eu de fréquents rapports avec une femme, qu'il l'avait souvent vue plusieurs fois dans le même jour, et qu'il avait toujours préféré accomplir l'acte étant debout. En parcourant avec nos doigts les côtés des vertèbres nous reconnaissons qu'il ressent une vive douleur dans cette région, d'où nous sommes naturellement conduit à soupçonner que les membranes de la moelle épinière, ou sa substance même, sont dans un état de congestion. Par l'application des moyens antiphlogistiques, tels que ventouses scarifiées le long de l'épine, etc., nous voyons tous les symptômes disparaître graduellement, et la santé du malade se rétablir parfaitement par l'usage de nos médecines toniques et fortifiantes.

---

## OBSERVATION XI.

« Monsieur,

« La lecture de votre excellent ouvrage m'a conduit à espérer que vous pourrez me procurer quelque soulagement ; aussi est-ce avec la plus grande confiance que je soumets le cas suivant à votre opinion et à vos bons avis. J'ai vingt-quatre ans : je n'en avais que quinze quand j'ai commencé à m'adonner à la masturbation, que j'ai pratiquée sans relâche une ou deux fois par jour pendant six ans. Quoique depuis deux ans j'aie entièrement renoncé à cette habitude, je n'en souffre pas moins de ses cruels effets. Durant tout le temps dont je viens de faire mention, j'ai mené une vie très-régulière, ne buvant jamais beaucoup de liqueurs spiritueuses, et n'ayant pas de rapports avec les femmes. En effet, j'étais si timide que je n'aurais pas eu le courage de faire des propositions de ce genre à une femme. J'étais remarquablement petit de taille et faible, et chaque matin en m'éveillant je trouvais mon oreiller taché d'une matière jaunâtre que j'avais émise par la bouche pendant la nuit. Je me plaignais constamment de ce que le sang se portait vers la tête et de ce que mes nerfs étaient agacés. La vue et la mémoire commencèrent à me manquer. Je ressentais de la douleur dans l'abdomen après chaque manœuvre, mais j'ignorais encore toute l'énormité de ce vice et de ses tristes effets. Au printemps de 1859, un jour que j'étais à l'église, j'eus un coup de sang et je perdis connaissance. On me ramena chez moi et l'on m'appliqua des sangsues vers le dos. Le médecin qui me donna des soins fit entendre que la pratique de la masturbation était la cause de ma maladie. Cela m'ouvrit enfin les yeux, mais je ne voulus pas en faire l'aveu. Mes souffrances physiques et morales devinrent dès lors terribles. Mes facultés intellectuelles s'altérèrent complétement. Je fus réduit à l'état d'un squelette. J'avais les yeux sans vie, et des lignes bleuâtres s'apercevaient au-dessous des deux paupières inférieures. Je chancelais constamment en marchant, et souvent je manquais de tomber. J'avais des étourdissements continuels, et une foule d'autres symptômes qui partaient tous de la tête et que personne ne pouvait expliquer. La honte m'empêcha de faire connaître ma position, jusqu'au moment où, ressentant des douleurs dans la poitrine, je consultai un médecin qui me procura quelque soulagement. L'accumulation de mes souffrances me plongea dans une profonde mélancolie. Les voyages m'ayant été recommandés, je vins à Londres où le changement de scène et beaucoup d'exercice opérèrent une grande amélioration dans mon état; néanmoins je ressens encore de vives souffrances que je vous demande la permission de vous énumérer. J'éprouve des pertes séminales involontaires nuit et jour, et quand je suis en compagnie des femmes ou devant le feu. J'ai des étourdissements continuels. Les sens de l'ouïe et de la vue sont diminués, j'ai comme un brouillard devant les yeux — je ressens une douleur vague dans la poitrine. Je suis dans l'impuissance complète d'avoir des rapports sexuels. Je suis constamment sous l'impression d'un sentiment de terreur. Voilà les détails les plus exacts que je puisse vous donner sur la position dans laquelle je me suis trouvé, et sur celle où je suis à présent : permettez-moi donc de vous prier de me faire une prompte réponse.

« J'ai l'honneur d'être, etc., etc.

» J. C. »

*Remarques.* — Si jamais sujet s'est offert pour résumer en lui-même tous les terribles effets de la masturbation, c'est bien celui-ci. L'ordre dans lequel on voit se succéder chez cet individu les funestes suites de cette habitude est très-remarquable et parfaitement d'accord avec les principes pathologiques qui ont été exposés dans une autre partie de cet ouvrage ; en effet, cette observation seule pourrait servir d'illustration de tout ce que nous avons dit sur la matière. On remarque d'abord que le malade était d'une très-petite taille et frêle. Cela nous fait voir comment la pratique de la masturbation, en troublant et détruisant premièrement les fonctions digestives, a diminué la croissance et la nutrition du corps. Les ravages qu'elle a ensuite exercés ont eu lieu sur le système nerveux et d'abord sur le *cerveau ;* l'affaiblissement de la vue s'en est suivi, le trouble du système nerveux s'est aussi manifesté par la congestion sanguine vers cet organe. La perte de la mémoire et de toutes les facultés intellectuelles, l'état de mélancolie, si sensible dans cette observation, sont encore des preuves de l'influence meurtrière de cette pratique. En outre, le cerveau n'a pas été la seule partie des centres nerveux qui ont été affectés : l'épine dorsale s'en est également ressentie, comme l'attestent les douleurs vagues de la poitrine et de l'abdomen. La démarche chancelante du malade, l'état de faiblesse musculaire dans lequel il fut jeté, ses émissions involontaires de semence, son incapacité totale d'accomplir l'acte de la génération, démontrent encore les tristes effets de l'habitude de l'onanisme.

Après avoir fait comprendre au malade la nécessité absolue de renoncer à cette pratique, ce que, suivant ce qu'il nous dit, il avait déjà fait de lui-même, nous entreprîmes sa guérison ; et à l'aide d'un régime et de remèdes appropriés à la nature compliquée de son affection, nous réussîmes, au bout de deux mois, à lui rendre une parfaite santé.

---

## OBSERVATION XII.

F. O'B., âgé de vingt-neuf ans, solidement bâti, avait eu autrefois une force d'athlète, mais une longue maladie l'a maintenant bien réduit. En l'année 1834, il contracta une maladie syphilitique. Le premier symptôme fut un chancre, suivi bientôt d'un bubon dans l'aine. Il suivit un traitement en règle et prit une grande quantité de mercure. Tandis qu'il était sous l'influence de cet agent, il s'exposa à l'humidité et au froid, et gagna des douleurs dans les membres. Des bains chauds et d'autres remèdes convenables le soulagèrent, et il jouit encore d'une santé passable, pendant l'espace d'une année. Vers ce temps il commença à ressentir dans la gorge une douleur très-vive en avalant des aliments solides ou liquides; il se plaignit aussi de peines aiguës au devant des jambes, le long de la partie angulaire du tibia, et de maux de tête fatigants. C'est dans ces circonstances que nous le vîmes pour la première fois. En examinant la gorge, nous découvrîmes vers le fond de l'arrière-bouche un large ulcère, dont l'apparence dénotait manifestement l'origine syphilitique — il était dentelé, rude et inégal — il semblait qu'il eût été *creusé avec une bêche* — le doigt posé légèrement sur le péricrâne causait une douleur intolérable; il en était de même pour les os des jambes; il y avait perte totale du repos pendant la nuit, une forte fièvre, un grand épuisement, et un dégoût invincible pour les aliments de quelque nature qu'ils fussent; en outre, il s'était formé des nodosités le long du tibia. C'était un cas grave de syphilis secondaire — le malade, bien qu'originairement d'une bonne constitution, était abattu par de longues et vives souffrances. Il commença aussi à se plaindre d'une toux fatigante, qui ne nous alarma pas sérieusement, parce que l'inspection de la poitrine ne nous fit reconnaître aucuns symptômes d'affection pulmonaire. La toux n'était donc occasionnée que par la grande étendue de l'ulcération syphilitique qui atteignait le larynx et ses cartilages. Des symptômes d'une fièvre consomptive commençaient aussi à se manifester ; ce qui s'expliquait en supposant que le larynx fût atteint ; supposition parfaitement confirmée par la douleur que ressentait le malade et par l'altération de sa voix lorsqu'on appuyait sur cet organe. Nous entreprîmes son traitement ; malgré tous ces symptômes défavorables, et après huit semaines de soins assidus, nous sauvâmes le malade, et il fut capable d'aller à la campagne. Ensuite nous ne le vîmes plus qu'une fois par semaine ; mais après un séjour à la campagne de cinq ou six semaines, la santé et la vigueur lui revinrent si complétement, qu'il put reprendre ses occupations. Aujourd'hui il est aussi bien portant et aussi fort qu'il l'a jamais été.

---

## OBSERVATION XIII.

« Chichester, 7 septembre 1843.

» Monsieur,

» Ayant été témoin oculaire du succès extraordinaire de votre traitement dans la maladie d'un de mes amis, qui avait été réduit au dernier degré de débilité par l'habitude de l'onanisme, et étant en outre moi-même une des victimes de ce vice odieux, j'ai rassemblé tout mon courage pour vous supplier de m'accorder le bienfait de vos habiles conseils. J'ai vingt-sept ans, je suis ébéniste et j'ai été initié à l'habitude de la masturbation par un camarade lorsque j'étais apprenti. Depuis dix ans, je me suis livré à cette pratique généralement cinq ou six fois par semaine ; les suites s'en font ressentir d'une manière remarquable. Je suis actuellement bien affaibli et très-maigre. Mon appétit est maintenant très-mauvais, de vorace qu'il était devenu peu après que j'eus commencé à m'adonner à ce vice. Ce n'est qu'avec peine que je puis digérer les aliments les plus légers; j'ai les membres d'une faiblesse extrême, et n'éprouve plus aucun désir de rapprochement sexuel; l'idée ne m'en vient même jamais, quoique, à l'âge de seize ans, je fusse très-ardent à cet égard. Il m'est également impossible d'appliquer mon esprit longtemps à une même suite d'idées; et quant à la mémoire, il m'en reste à peine. Je suis en outre tourmenté par une incontinence d'urine, et j'ai des pertes séminales pendant le sommeil ou quand je vais à la selle. En cet état de choses, j'ai eu recours, il y a quelques mois, à un médecin d'une certaine réputation en cette ville, et après avoir pris des remèdes à l'infini, conformément à ses prescriptions, je n'éprouve pas la moindre amélioration dans mon état. Depuis que j'ai lu votre ouvrage, j'ai presque entièrement renoncé à la funeste habitude qui a causé toutes mes souffrances et tous mes chagrins. Cependant cette habitude était tellement invétérée en moi, que je me laisse encore entraîner à la satisfaire de loin en loin. Mon esprit éprouve quelquefois d'étranges sensations, et pour tout vous dire, je me surprends à craindre que ma raison ne soit plus ou moins altérée. J'espère que cet exposé de mes sentiments actuels et de mon état de santé vous en donnera une connaissance suffisante pour vous permettre d'entreprendre ma guérison. L'ami qui m'a conseillé de m'adresser à vous est maintenant dans un tel état de santé et de vigueur, que j'ai la plus forte espérance que ma maladie n'est pas tout à fait incurable. Il est vrai qu'il n'a jamais été aussi malade que moi.

» Oserai-je vous prier de prendre en considération le pitoyable état où je me trouve, et de m'envoyer des instructions sur ce que je dois faire. Dans l'espérance de recevoir bientôt de vos nouvelles,

» J'ai l'honneur d'être, Monsieur,
» Votre très-humble serviteur,
» A. B.

» A M. J. L. Curtis. »

« Chichester, 29 novembre 1843.

» Mon cher Monsieur,

» Il me serait impossible de vous exprimer, dans un langage assez fort, les sentiments de reconnaissance dont je suis animé envers vous pour l'état de santé et de vigueur que vous m'avez rendu. Je croyais qu'un pareil prodige était au-dessus du pouvoir de la médecine. Oh ! Monsieur, quelle différence entre l'état de vigueur et de tranquillité d'esprit dont je jouis maintenant et l'affreuse position où je me trouvais il y a trois mois. A cette époque, j'étais un être misérable, débile et épuisé, honteux et dégradé à mes propres yeux, par le sentiment intérieur d'avoir été l'auteur de ma propre dégradation. Maintenant je puis relever la tête comme un homme, sentir comme un homme, et j'ai d'excellentes raisons de connaître que je puis agir comme un homme — car je suis en beau chemin de savoir ce qu'il en coûte pour être père. Faut-il continuer l'usage de votre médecine ? La petite bouteille que contenait votre dernier envoi semble avoir achevé ma guérison. Elle a remonté toute mon énergie comme on remonte les rouages d'une horloge ; cela semble tenir de la magie.

» Je vous prie d'accepter mes plus vifs remercîments pour la patience que vous avez mise à écouter mes lamentations, et pour le bonheur dont vous m'avez rendu la possession.

» Croyez-moi,

» Votre très-reconnaissant,

» A. B.

» A M. J.-L. Curtis. »

---

## OBSERVATION XIV.

« Liverpool, 24 janvier 1844.

» Monsieur,

» Un des sujets les plus malheureux qui se soient jamais adressés à vous, vient réclamer votre pitié et votre attention. A l'âge de douze ans, je couchais chez mes parents avec une domestique qui se permettait avec moi des attouchements grossiers. Par l'état d'excitation où elle me jeta, elle me força à me rendre à ses désirs, et j'eus ainsi des rapports avec elle presque chaque jour. Cela dura deux ou trois ans, jusqu'au moment où, cette pratique si prématurée étant devenue habituelle chez moi, je commençai à fréquenter les filles publiques de la ville. Mes parents s'affligeaient de me voir dans un état si misérable — j'étais presque incapable de me livrer à aucune occupation — mon esprit était sans cesse tourné vers les rapprochements sexuels, et j'en abusai tellement, que la vue seule d'une femme me causait une pollution. Chaque fois que j'allais à la selle, j'avais aussi des pertes séminales.

» J'ai actuellement vingt-quatre ans, mais je suis dans un triste état de débilité. Je n'ai plus de rapports avec les femmes. Leur vue seule me fait éprouver un sentiment de satiété ou de dégoût — mon appétit est presque détruit — mes organes digestifs sont gravement altérés — et je ne sens plus aucun intérêt dans tout ce qui passse autour de moi ; et ce qui est encore plus étrange, mes cheveux ont tombé en si grande quantité que je suis presque chauve — on me prendrait pour un homme de quarante ans. Ayant lu votre ouvrage il y a peu de temps, un rayon d'espérance est entré dans mon esprit, c'est que je pourrais obtenir quelque soulagement de votre judicieux traitement. Pouvez-vous faire quelque chose pour moi ? Dans l'espoir que vous voudrez bien entreprendre ma guérison, je vous adresse avec la présente une livre sterling; je renouvellerai cet envoi quand il sera nécessaire ; seulement, je vous en supplie, ne tardez pas à m'écrire. Ma seule espérance est dans votre habileté et dans votre expérience : si elles me faisaient défaut, il ne m'en resterait plus. Ayez donc pitié de moi, car j'ai le cœur presque brisé.

» J'ai l'honneur d'être, Monsieur,

» Votre infortuné correspondant,

» M. N.

» A. M. J. L. Curtis. »

Manchester, 14 mars 1844.

» Mon cher Monsieur,

» Par ma dernière lettre, je vous faisais connaître que les plus fâcheux symptômes avaient disparu ; que mon appétit était revenu; que je n'éprouvais plus de pertes séminales ni la nuit ni pendant les selles, et enfin que mes forces et ma santé étaient parfaitement rétablies. Aujourd'hui, j'ai le plaisir de vous annoncer que ma chauveté a bien diminué, et que j'ai tout à fait renoncé à l'idée de porter perruque. Les désirs amoureux se font sentir de nouveau, et j'ai bonne chance de redevenir aussi gaillard que jamais. Oh ! Monsieur, quelle leçon je pourrais donner aux malheureux jeunes gens qui s'abandonnent aux excès vénériens à un âge trop précoce ! Combien ont été cruelles mes souffrances de corps et d'esprit ! Grâces à vos soins assidus, cependant, ma santé est aujourd'hui meilleure que je ne me souviens de l'avoir jamais vue.

» Devant, sous dix ou douze jours, partir pour un voyage de trois mois, je désirerais bien que vous m'envoyassiez

9.

un autre paquet de votre médecine. Ayez la bonté de joindre à cet envoi tous les avis que vous jugerez convenable de me donner.

» J'ai l'honneur d'être, Monsieur,

» Votre bien reconnaissant,

» M. N.

» A M. J. L. Curtis »

---

## OBSERVATION XV.

« Birmingham, 23 novembre 1843.

» Monsieur,

» Je viens d'achever la lecture de votre ouvrage intitulé *de la Virilité*, qui m'a été prêté par un de mes amis, et je désire vous consulter sur le déplorable état physique et moral dans lequel je me trouve en ce moment. Il y a déjà plusieurs mois que je suis marié, le dirai-je, près de six mois, et je n'ai pas encore été capable de consommer le mariage. Faut-il attribuer mon impuissance à la faiblesse de mon esprit ou à celle de mon corps, c'est ce que je ne saurais dire. Peut-être qu'en vous faisant l'histoire de ma maladie depuis son origine, vous serez à même d'en juger. Vers l'âge de quatorze ans, j'ai contracté l'habitude de la masturbation, à laquelle je fus initié par un de mes jeunes camarades. D'abord, je n'en éprouvai aucun effet fâcheux; mais, après m'y être livré cinq ou six mois, je commençai à devenir excessivement nerveux. Mes genoux semblaient plier sous moi pendant la marche, mes mains avaient une sorte de tremblement, et ma voix devint chevrotante, ce qui surprit mes parents. Je ne pouvais plus me rappeler les détails des devoirs que j'avais à remplir, tels que commissions, etc. Je n'avais pas cessé de pratiquer cette habitude dont j'étais loin de soupçonner les effets pernicieux. J'étais alors hors d'haleine au moindre effort que je faisais. Je ressentais de temps à autre des symptômes analogues à ceux d'une paralysie dans les extrémités inférieures, mais ils n'étaient que passagers. Je continuai ainsi, me livrant à cette manœuvre deux ou trois fois par semaine, jusqu'à il y a environ un an que j'atteignis ma vingt-cinquième année. A cette époque, je fus présenté à une demoiselle fort intéressante, à laquelle mes parents désiraient me marier. Bien que je n'éprouvasse pas un bien grand désir pour ce changement d'état, comme ce mariage présentait d'immenses avantages, j'y donnai mon consentement. Vers ce temps, je renonçai presque entièrement à la masturbation. Cependant je ressentais toujours une grande faiblesse, et j'étais incapable de me livrer à aucun exercice du corps; le plus léger contact avec une femme me faisait éprouver presque aussitôt une perte séminale. J'aurai dû vous dire plus tôt que je n'avais eu encore aucun rapprochement sexuel. Comme les parents de la jeune fille et les miens désiraient beaucoup de nous voir mariés, je me déterminai à tenter une épreuve avec une femme; mais au premier attouchement, et avant même l'introduction du pénis, j'eus une émission de semence. J'en fus alarmé et j'en vins à douter de moi-même; cette défiance et ce doute s'attachèrent à moi jusqu'à l'époque de mon mariage. J'ai essayé fréquemment d'accomplir le coït avec ma femme, mais toujours sans succès. J'éprouve une sorte de crainte en faisant ces essais — l'érection est très-imparfaite; une émission d'un liquide ténu a lieu aussitôt, et me voici, après six mois de mariage, totalement incapable d'accomplir l'acte, honteux devant ma femme et à mes propres yeux, et dans un état complet de désespoir. Je suis en position de récompenser vos soins, si vous jugez qu'ils puissent m'être utiles. Je vous prie donc de me répondre le plus tôt qu'il vous sera possible, car je suis persuadé que vous apprécierez la déplorable position dans laquelle je me trouve placé. Ci-joint, je vous remets une livre sterling, et sitôt que vous m'aurez répondu, je vous ferai pareil envoi.

» J'ai l'honneur d'être, Monsieur,

» Votre très-humble serviteur,

» J. P.

» A M. J. L. Curtis. »

« Birmingham, 22 décembre 1843.

» Mon cher Monsieur,

» C'est dans un état d'esprit bien différent de celui où je me trouvais la première fois que je m'adressai à vous, que je vous écrit pour vous prier de me faire un nouve envoi de votre médecine. Le tremblement des mains et la lassitude générale dont j'ai souffert si longtemps, se sont complétement dissipés; mais ce qui est plus important que tout le reste, c'est que j'ai pu accomplir mes devoirs de mari à plusieurs reprises et de la manière la plus parfaite pendant les quatre dernières nuits. Le sentiment de crainte que j'éprouvais est presque entièrement passé. Le dernier envoi que vous m'avez fait a contribué miraculeusement à empêcher l'émission instantanée qui me chagrinait si fort auparavant. Vraiment, depuis six jours, je me sens plus fort et plus vigoureux que je ne me souviens de l'avoir été. En un mot je suis un homme et je sens que je le suis. Je puis avec assurance regarder en face mon excellente femme devant qui naguère je me sentais honteux. Aussi, Monsieur, il m'est impossible de vous exprimer toute ma reconnaissance pour cette guérison extraordinaire. Comme je désirerais beaucoup continuer l'usage de votre médecine pendant quelque temps encore, je vous adresse le payement d'usage, vous priant d'avoir la bonté de m'écrire encore une fois pour me donner quelques instructions sur le genre de vie que je dois suivre à l'avenir.

» J'ai l'honneur d'être, Monsieur, avec un profond sentiment de reconnaissance pour le plus grand service qui puisse être rendu à un homme,

» Votre bien sincère ami,

» J. P.

» A M. J. L. Curtis.

» Vous êtes parfaitement libre de faire tel usage que bon vous semblera de mes lettres, pourvu que vous cachiez soigneusement mon nom, etc. »

*Remarques sur les observations précédentes.* — Dans les trois observations qui précèdent immédiatement, nous avons des exemples frappants des conséquences funestes produites par l'abus des organes génitaux. Dans celle qui concerne monsieur J. P., l'habitude de la masturbation a duré environ sept ans, et le résultat a été l'impuissance; le système entier fut réduit au dernier état de débilité et de relâchement par l'abus si prolongé des organes de la génération; d'où l'émission instantanée de semence au moindre attouchement d'une femme. L'état moral produit également par cette habitude, et qui tirait sa source de l'état d'épuisement du corps, réagit à son tour sur ce dernier, et contribua encore à rendre l'individu tout à fait incapable d'accomplir le coït. En moins d'un mois, cependant, nous l'avons mis en état de remplir ses devoirs de mari — l'esprit recouvrant sa force et son énergie aussitôt que la vigueur du corps fut rétablie.

L'observation signée A. B. est un autre exemple frappant des effets terribles de la masturbation sur l'esprit et sur le corps. Cet individu s'était adonné à cette pratique pendant dix ans, presque chaque jour une fois ; et en suivant rigoureusement nos avis et nos instructions, il recouvra, en moins de trois mois, sa virilité. L'état d'affaiblissement de l'esprit dans cette observation, est l'un des résultats vraiment caractéristiques de l'onanisme.

Dans l'observation de monsieur M. N. nous avons un triste exemple des funestes effets de l'abus des plaisirs vénériens surtout avant que l'appareil génital ait atteint tout son développement et toute sa maturité. Ici nous retrouvons presque le même cortége de symptômes que produit la masturbation, savoir : une grande débilité et l'impuissance physique et morale. Ici, encore, nous rencontrons un autre effet qui se présente généralement, mais pas toujours, nous voulons dire la calvitie; néanmoins des remèdes appropriés à la maladie dissipèrent graduellement tous les symptômes défavorables, et monsieur M. N. recouvra peu à peu le désir naturel du rapprochement sexuel, qui avait été complétement annihilé par l'abus qu'il en avait fait.

---

## OBSERVATION XVI.

« Liverpool, 12 janvier 1844.

» Monsieur,

» Ayant remarqué dans le *Liverpool Mercury*, l'annonce de votre excellent livre, intitulé *de la Virilité*, j'en fis l'emplette, d'autant que depuis quelque temps j'ai eu des raisons de croire que j'étais une des malheureuses victimes de la maladie dont il traite. Je vais vous exposer ma position. J'ai actuellement dix-neuf ans. A l'âge de douze à treize ans je contractai la pernicieuse habitude de la masturbation, et jusqu'à l'âge de dix-huit ans je m'y livrai quatre ou cinq fois par semaine. Néanmoins j'y a renoncé depuis un an. A quatorze ans j'étais regardé par tous comme ayant beaucoup de moyens, et par mes parents comme devant réussir un jour dans le monde. Hélas ! cette funeste habitude eut bientôt détruit toutes leurs belles espérances. Ma passion pour les femmes était très-ardente, mais afin de n'y pas céder, je me livrai à la masturbation, que je croyais moins dangereuse — et qu'en arriva-t-il? Précisément les terribles conséquences que vous décrivez dans votre livre. D'actif et de robuste que j'étais, je devins maigre et j'eus de la répugnance à faire le plus léger effort physique ou moral. J'éprouvai du dégoût pour la société, pour la toilette et pour toute espèce de plaisirs. Ma mémoire est très-affaiblie. Je suis tombé dans le découragement, et j'ai été une ou deux fois sur le point de commettre un suicide. Mes parents qui étaient si fiers autrefois de la vivacité de mon esprit et de mes talents, s'étonnèrent de me voir dans cet état. Dernièrement j'essayai d'avoir des rapports avec une femme, mais je fus obligé d'y renoncer par suite de ma débilité. J'ai maintenant une sorte de dégoût pour toutes les femmes en général; pas de pollutions nocturnes, si ce n'est quand je fais des rêves lascifs; ma vue ne s'était pas altérée, mais depuis peu j'ai des bluettes qui me passent devant les yeux, et mon front s'est ridé. Ci-joint je vous remets une livre sterling. Ayez la bonté de m'écrire et de me donner des instructions touchant la diète, le régime, l'exercice, les médecines, etc. Plût à Dieu que je vous eusse écrit plus tôt; j'espère cependant qu'il n'est pas encore trop tard. Étant d'une bonne famille et bien connu à Liverpool, je vous demande le plus profond secret.

» J'ai l'honneur d'être, Monsieur,

» Votre très-obéissant serviteur,

» J. T.

» A M. J. L. Curtis. »

---

## OBSERVATION XVII.

« Liverpool, 14 mars 1844.

» Monsieur,

» La lecture de votre excellent livre, qui vient de me tomber entre les mains, m'a déterminé à vous consulter sur ma position. A l'âge de dix ans environ, *je fus initié à la funeste habitude de la masturbation, que j'ai pratiquée avec passion jusqu'à une époque encore récente.* J'ai actuellement près de vingt et un ans. Je me suis livré à cette horrible pratique deux ou trois fois par semaine. J'étais naturellement d'une constitution forte et vigoureuse. Mais il y a quelques mois je ressentis, pour la première fois les mauvais effets de mes plaisirs grossiers, et je fus si alarmé, que je me déterminai à consulter le médecin de ma famille: après bien des hésitations, je lui confiai ma position exacte. Il me prescrivit des toniques (en premier, je crois, des préparations de fer) qui ne me firent que peu de bien. Je me plaignis à lui d'une vive douleur et d'un embarras vers le derrière de la tête, et il m'ordonna des ventouses qui produisirent une syncope, quelque chose de semblable à l'affection hystérique chez les femmes et une grande débilité. Somme toute, je résolus de vous consulter lorsque je vis qu'il y avait à peine un des symptômes que j'éprouvais qui ne fût clairement décrit dans votre excellent livre. Voici quelle est ma position en ce moment : — Le moindre effort me jette dans une violente agitation. Je suis totalement incapable de fixer ma pensée sur aucun sujet pendant un certain temps ; et ma mémoire est tellement affaiblie, que je ne puis, qu'avec peine, me rappeler de choses qui se sont passées une heure auparavant. J'ai aussi une sorte d'hésitation dans la parole. Je suis très-assidu à un travail de bureau. J'évite avec soin toutes les boissons stimulantes. Ma vue a beaucoup baissé, et lorsque ma douleur sur le derrière de la tête est violente, je suis presque aveugle. La moindre émotion de surprise me cause des tremblements et une sorte de sensation qui parcourt tout le système. Quand je vais à la garde-robe, je ressens de la douleur dans la poitrine, dans l'épine dorsale et jusque dans le cerveau. Je suis extrêmement faible. L'activité et la pétulance de la jeunesse ont été remplacées chez moi par la langueur, l'inaction et la débilité de la vieillesse. Mon appétit est très-inégal. Les émissions de semence qui étaient autrefois très-copieuses sont maintenant ténues et aqueuses; elles avaient ordinairement lieu deux ou trois fois par semaine, mais aujourd'hui elles n'arrivent qu'une ou deux fois en quinze jours, et souvent à la suite d'une rêve lascif. Mes urines déposent un sédiment épais; le pénis est tout ridé et n'a que de rares et faibles érections. Quelquefois je ressens des douleurs aiguës dans le dos, dans les reins et dans le ventre. Quand je suis seul, je tremble souvent que le peu de raison qui me reste ne suffise pas pour m'empêcher de me livrer à cette vile habitude. Je n'ai aucun goût pour la société, pour celle des femmes surtout. Il ne faut pas que j'oublie de vous dire que je me sens quelquefois fortement porté au suicide. Je vous ai maintenant détaillé les symptômes principaux; vous décrire tout ce que je ressens serait impossible. Je me remets entre vos mains, avec toute confiance, et la grande réputation d'habileté dont vous jouissez généralement me fait espérer que vous me rendrez à la société en rétablissant ma santé.

» J'ai l'honneur d'être, Monsieur, votre, etc.

» Z. L.

» A M. J. L. Curtis. »

---

## OBSERVATION XVIII.

« Gravesend, 13 mars 1844.

» Monsieur,

» Ayant lu dans un des journaux de notre localité un article qui recommande aux jeunes gens la lecture de votre livre intitulé *de la Virilité*, je me décidai à en faire l'emplette, et, je vous l'avoue, je n'ai pas été peu surpris d'y trouver la relation exacte et fidèle de ma conduite passée et de tout ce que j'ai éprouvé. Le tableau effrayant, mais trop vrai, décrit dans votre livre, m'a contraint à cesser de me livrer à la masturbation; mais hélas! Monsieur, je reconnais que cela ne sera pas suffisant pour guérir les horribles effets qu'elle a produits. Je contractai cette habitude en pension avec un de mes camarades, et je l'ai pratiquée pendant neuf ans; il n'y a guère que quinze jours que la lecture de votre excellent ouvrage m'y a fait renoncer. Je vais maintenant vous relater ma position aussi brièvement que possible; j'ai vingt-trois ans; j'ai de temps à autre des rapports avec les femmes; mais depuis peu je me sens incapable d'accomplir le coït, quoique je conserve encore des désirs. J'ai des pollutions nocturnes, en général une ou deux fois par semaine. Mes forces diminuent tous les jours; je suis plongé dans un grand accablement d'esprit; je n'ai plus de goût pour la vie; la mémoire me manque aussi bien que la vue — quand la nuit vient je n'y vois presque plus. Je ressens de vives douleurs dans les reins, dans le bas du dos et à la racine du pénis, et généralement j'éprouve quelque douleur sourde dans les parties génitales; mes crachats sont d'une couleur foncée. En lisant votre livre quelque chose me dit que tout irait bien pour moi si je suivais les instructions qu'il donne. C'est pourquoi je me fie entièrement à votre habileté. Faites-moi connaître quel est le montant de vos honoraires; mais pour l'amour de Dieu, ne tardez pas, car les forces m'abandonnent de jour en jour. Au reçu de votre réponse je vous enverrai l'argent. Mon emploi consiste à rester derrière un comptoir et à faire quelques courses de temps à autre. Ne manquez pas de m'écrire.

» J'ai l'honneur d'être, Monsieur, votre, etc.

» A M. J. L. Curtis. »

*Remarque.* — Les auteurs des deux précédentes lettres nous ont écrit il y a peu de jours pour nous informer qu'ils sont parfaitement rétablis.

---

## OBSERVATION XIX.

« 11 juin 1850.

» Monsieur,

» Si je m'adressais à tout autre qu'à un homme de votre profession sur le sujet que je vais entamer, je croirais utile, et pour cette personne et pour moi-même, de rapporter brièvement les causes qui ont produit les effets qu'un pénible devoir me force aujourd'hui à vous décrire; mais à un praticien aussi expérimenté que vous, il me suffira de dire que, lorsque je commençai, il y a environ six ans, à m'adonner à l'horrible habitude de l'onanisme, j'étais dans une *ignorance complète* du crime que je commettais contre moi-même et contre mon Dieu. Assurément, des faits de cette nature se présentent si souvent à vous, que je n'ai pas besoin d'une plus longue introduction pour vous faire ma confession. Comme je l'ai déjà dit, il y a six ans que je débutai dans cette pratique. J'étais alors un garçon de quinze à seize ans, et une école de natation fut le lieu où je pris ma première et déplorable leçon d'un ami un peu plus âgé que moi. Je continuai cette habitude durant l'espace d'un an à dix-huit mois, à des intervalles variant entre douze heures et autant de jours; et alors commença le châtiment qui m'a toujours suivi depuis, de *pollutions* NOCTURNES, qui me tourmentent environ une fois par semaine, l'une dans l'autre; je n'en ai pas ressenti d'autre effet corporellement qu'une grande sensibilité *réelle* autant *qu'apparente*, pour le temps froid en hiver, et mentalement que cette tristesse et ce dégoût qui, on le croira facilement, poursuivent l'esprit d'un jeune homme, quand il n'a pas perdu tout sentiment de honte ou d'honnêteté. J'ai renoncé maintenant, d'une manière complète, à cette pratique, depuis environ cinq ans.

» Je suis petit de taille et maigre, d'un teint blanc, et d'une constitution assez faible (ce qu'il me répugnerait d'attribuer à ma funeste pratique, d'autant qu'il en était ainsi avant que je commençasse à m'y livrer). Mes occupations aussi bien que mes habitudes sont sédentaires, j'aime beaucoup la lecture, etc. Je suis célibataire et n'ai jamais eu de rapports avec aucune femme. Chez moi les organes de la voix n'ont pas reçu d'altération, comme je l'ai vu mentionné dans l'une des observations de votre excellent livre sur la *Virilité*; il en est de même quant aux organes de la vision et de l'ouïe; et quant à des altérations intellectuelles, comme je l'ai dit plus haut, je n'en ressens aucune, ma mémoire étant assez bonne, je pourrais presque dire meilleure que celle du plus grand nombre de personnes. Si je ne craignais d'encourir le reproche de vanité, et cependant je suis bien sûr qu'il ne saurait y en avoir dans le but qui me fait agir, je dirais que la plupart des personnes de ma connaissance me considèrent en général comme un jeune homme de talent.

J'ai oublié de vous dire, que dans une ou deux circonstances, étant assis près du feu et jouant avec une jeune fille, ou l'embrassant, j'ai éprouvé une pollution; cela, du reste, ne m'est arrivé qu'une ou deux fois. Quelque délicat que fût le sujet auquel je viens de toucher, je sens que je vais en aborder un qui l'est davantage encore. Je vois que pour un grand nombre de vos correspondants l'ARGENT n'était qu'une chose secondaire; pour moi, hélas! il n'en est pas de même. Maintenant, Monsieur, si vous pouvez me guérir, je sais bien qu'aucune somme ne serait trop forte pour vous payer; mais même avec cette conviction, je me vois forcé de vous demander d'être aussi accommodant avec moi à cet égard que cela vous sera possible; et croyez bien que ce n'est pas la volonté qui me manque, mais que c'est la pauvreté qui m'oblige à vous faire cette demande. Je me plais à croire, Monsieur, que vous ne considérerez pas ceci comme une tentative pour réduire vos légitimes honoraires, mais comme un fervent appel à votre bienveillance et à votre compassion « qui tombent comme une douce pluie du ciel sur les lieux d'ici-bas, » et j'ai l'espoir que vous me favoriserez d'une réponse qui m'ôtera toute inquiétude à cet égard. Je vous ai fait connaître mon état, et ce que je désire savoir de vous, maintenant, c'est ce que je dois faire pour dissiper les effets que je vous ai décrits (si toutefois la guérison est possible, comme je l'espère, et ce sur quoi je vous prie de me faire connaître votre opinion, ainsi que sur l'époque PROBABLE où elle pourra avoir lieu). Dans ce but je vous adresse un ordre sur la poste de une livre sterling, payable dans Piccadilly, bureau le plus proche de votre demeure. Ayez la bonté d'adresser votre réponse (que, comme bien vous pensez, je désire recevoir le plus tôt possible) à

» A M. J. L. Curtis. »

FIN.

## AVIS AUX MALADES.

L'auteur de ce livre ayant depuis nombre d'années *consacré exclusivement son attention* au traitement des maladies des voies urinaires et des organes de la génération, des maladies nerveuses et de la dyspepsie, accompagnées de dérangement d'esprit, de découragement, de débilité locale et constitutionnelle, etc., a l'honneur d'informer les personnes qui souffrent de ces maladies, qu'il peut toujours être consulté à son domicile,

N° 15, ALBEMARLE STREET, PICCADILLY, LONDON,

DEPUIS 10 HEURES DU MATIN JUSQU'A 3 HEURES APRÈS MIDI;
ET DANS LA SOIRÉE, DEPUIS 6 HEURES JUSQU'A 8.
(LES DIMANCHES DE 11 HEURES A 1 HEURE.)

## CORRESPONDANCE.

Les MALADES QUI N'HABITENT PAS LONDRES peuvent envoyer leurs lettres par la poste. Les remèdes nécessaires seront envoyés à l'adresse qu'ils donneront, ou, s'ils l'aiment mieux, *aux stations des chemins de fer ou aux bureaux des voitures*, où ils pourront les faire prendre. Les envois seront bien empaquetés, faciles à porter. On les recevra sans aucun obstacle, sans avoir d'observations à faire ou à recevoir. Les malades feront bien, dans leur propre intérêt, d'être aussi brefs que possible dans le détail de leurs symptômes, *âge*, *habitudes*, *occupations et position sociale, et ne jamais oublier de mentionner s'ils ont été victimes de quelques maladies vénériennes, et s'ils ont été traités par le mercure.* Il sera bien encore qu'ils conservent de l'urine dans un verre pendant 24 heures, afin d'en décrire l'odeur, la couleur et le sédiment.

Toute communication doit être AFFRANCHIE et accompagnée d'*une livre sterling* ou de 25 fr., ou bien de 7 thalers, prix ordinaire de la consultation, sans quoi elle resterait sans réponse. On peut compter dans tous les cas sur le secret le plus absolu.

Les MALADES qui résident dans les INDES ORIENTALES OU OCCIDENTALES, dans l'AMÉRIQUE DU NORD, ou dans toute COLONIE ANGLAISE OU FRANÇAISE, feront bien de nous adresser un billet de banque de £ 10 (250 fr.), ou une traite de pareille somme sur une maison de Londres, et nous leur ferons, par le courrier suivant, l'envoi d'un paquet de médecines, capable de faire face à toutes les exigences de leur maladie, à moins cependant de particularités qui nécessiteraient un traitement différent. En agissant ainsi, ils éviteront beaucoup de perte de temps, tandis que s'ils nous écrivaient pour avoir une simple consultation, quatre ou même six mois se passeraient avant qu'ils pussent prendre nos remèdes; ce qui fréquemment fait échouer toute tentative de traitement. L'auteur a pris des arrangements pour faire ses envois dans toutes les parties du monde avec célérité et discrétion. En s'adressant au banquier de la ville où ils résident, les malades n'éprouveront aucune difficulté à se procurer des traites sur Londres : ces traites devront être adressées à JOHN LEWIS CURTIS, ESQ.

Si l'on envoie un Bon, on est prié d'écrire le nom TRÈS-DISTINCTEMENT, afin d'éviter toute difficulté dans le payement, et surtout de ne pas oublier de signer derrière pour faciliter l'endossement.

Quant aux personnes qui préfèrent nous consulter par correspondance, ou qui par position sont obligées de le faire, nous ne saurions trop les engager à entrer dans LES PLUS GRANDS DÉTAILS SUR LEURS SOUFFRANCES DE CORPS ET D'ESPRIT, *écrits avec clarté* et selon l'inspiration des sensations qu'elles éprouvent ; ce qui suffira pour donner à l'auteur de ce livre une idée exacte de leur maladie et par conséquent de tout ce qui est nécessaire pour la traiter sûrement ; et cela d'autant plus naturellement qu'il existe une grande similitude dans toutes les maladies de ce genre, qu'une longue expérience a rendues familières à l'auteur. — Dans tous les cas *le secret peut être considéré comme inviolable*, attendu que toutes les lettres sont ou renvoyées aux personnes qui les ont adressées, ou détruites à la fin du traitement. De cette manière et depuis nombre d'années, une grande partie de notre clientèle a été suivie par CORRESPONDANCE seulement. Elle s'est beaucoup accrue, surtout depuis les changements apportés dans le tarif de la poste aux lettres, en Angleterre.

---

LES PERSONNES RÉSIDANT EN FRANCE qui nous écriront pour nous consulter, devront nous adresser, avec leur lettre *affranchie*, le prix ordinaire de la consultation (UNE LIVRE STERLING OU VINGT-CINQ FRANCS) en un Bon sur la *Poste* à l'ordre de M. JOHN LEWIS CURTIS, ou en un Bon sur les *Messageries nationales*, ou en un Mandat sur un Banquier, *payable à Paris*, A VUE

ET AU PORTEUR. Sans cette formalité, les lettres, quoique affranchies, resteront *sans réponse.*

CELLES QUI HABITENT LA BELGIQUE pourront, de la même manière, nous envoyer le prix de la consultation PAYABLE A BRUXELLES.

Quant aux PERSONNES QUI DEMEURENT EN ALLEMAGNE, elles n'auront qu'à renfermer dans leur lettre un billet de Banque de *sept thalers*, au lieu d'*une livre sterling.*

Les lettres peuvent être adressées aux initiales A. B C., etc.

*N. B.* — Il sera répondu PROMPTEMENT à toute demande de consultation, EN QUELQUE LANGUE qu'elle nous soit adressée, pourvu que la lettre soit *affranchie* et accompagnée des honoraires ci-dessus mentionnés.

Adresse : Dr CURTIS, 15, ALBEMARLE STREET, PICCADILLY, LONDON.

# TABLE DES MATIÈRES.





## OBSERVATIONS.

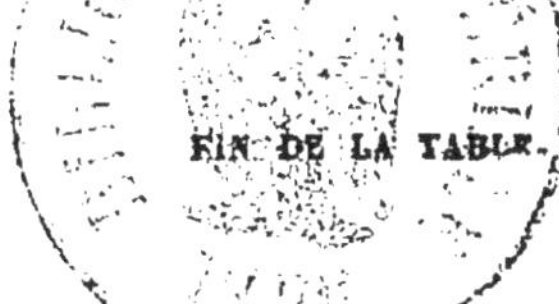

FIN DE LA TABLE.

PARIS. — IMPRIMÉ PAR E. THUNOT ET Cᵉ
Rue Racine, 26, près de l'Odéon

www.ingramcontent.com/pod-product-compliance
Ingram Content Group UK Ltd.
Pitfield, Milton Keynes, MK11 3LW, UK
UKHW020952230726
13923UKWH00007B/265